Javier Eduardo Ferrari Ayarragaray

Análisis funcional de las bioprótesis sin soporte en posición aórtica

Javier Eduardo Ferrari Ayarragaray

Análisis funcional de las bioprótesis sin soporte en posición aórtica

Hemodinamia Valvular Protésica

PUBLICIA

Imprint

Cover image: www.ingimage.com

Publisher:
PUBLICIA
is a trademark of
International Book Market Service Ltd., member of OmniScriptum Publishing Group
17 Meldrum Street, Beau Bassin 71504, Mauritius

Printed at: see last page
ISBN: 978-620-2-43143-9

Zugl. / Aprobado por: doctoral-2013-Universidad de Buenos Aires- Buenos Aires- Argentina

Introducción 8

1.0.-Originalidad 10

2.0.-Objetivos generales, específicos e hipótesis 13

3.0.-Marco Teórico 14

3.1 Generalidades 14

3.1.1 Revisión histórica del surgimiento de las bioprótesis aórticas

3.1.2. El concepto de la prótesis valvular "Ideal"

3.1.3. Las válvulas sin soporte o "Stentless"

3.1.4. Técnicas específicas de implante valvular "stentless"

3.2. La enfermedad valvular aórtica 30

3.2.1. Estenosis aortica

3.2.2. Insuficiencia aortica

3.2.3. Objetivos del reemplazo valvular aórtico

3.2.4 Criterios para la selección protésica

3.2.5. Indicaciones para el reemplazo valvular aórtico

3.3. La evaluación valvular aórtica 53

3.3.1. La ecocardiografía como estudio preponderante

3.3.2. La evaluación hemodinámica

3.3.2.1. El Concepto de área valvular

3.3.2.2. Area del Orificio Efectivo (EOA)

3.3.2.3. Area del Orificio Geométrico (GOA)

3.3.2.4. Area por cateterismo (Gorlin)

3.3.2.5. Eficiencia de Espacio. (Space Efficiency)

3.3.3. Concepto de "Mismatch" (PPM)

3.3.3.1. Implicancias relacionadas a la medición

3.3.3.2. Implicancias clínicas en la valoración de áreas

3.3.3.3. Estrategias prevención "Mismatch"

3.3.4. Gradientes

3.4. Concepto de Regresión Ventricular

3.5. El concepto de durabilidad

4.0. Material y métodos 115

4.1.Criterios de inclusión

4.2.Criterios de exclusión

4.3.Definición de Variables

4.4.Obtención de muestras

4.5.Población

4.6.Diseño estadístico

5.0. Meta-análisis 132

5.1.Resultados y discusión

5.2.Ventajas y desventajas de las válvulas "stentless"

5.3. Perspectivas futuras

Conclusión

Anexo A: Bioprótesis convencionales en uso o en desarrollo

Anexo B: Terminología de los sustitutos valvulares biológicos.

Anexo B: FÓRMULAS

Anexo C: Características específicas de los modelos "stentless" utilizados

Bibliografía 177

FACULTAD DE MEDICINA

Tesis de Doctorado

Titulo del trabajo:

"Análisis funcional de las bioprótesis sin soporte en posición aórtica"

Area: Cirugía Cardiovascular

Nombre del autor: Javier Eduardo Ferrari Ayarragaray

Director de Trabajo de Investigación y plan de tesis:

Dr. Luis Gutierrez

Consejero de Estudios:

Dr. Roberto Lamy

Año 2012

GUIA DE CONTENIDOS

Introducción.

1.0.-Originalidad.

2.0.-Objetivos generales, específicos e hipótesis.

3.0.-Marco Teórico.

3.1 Generalidades.

3.1.1 Revisión histórica del surgimiento de las bioprótesis aórticas.

3.1.2. El concepto de la prótesis valvular "Ideal".

3.1.3. Las válvulas sin soporte o "Stentless".

3.1.4. Técnicas específicas de implante valvular "stentless".

3.2. La enfermedad valvular aórtica.

3.2.1. Estenosis aortica.

3.2.2. Insuficiencia aortica.

3.2.3. Objetivos del reemplazo valvular aórtico.

3.2.4 Criterios para la selección protésica.

3.2.5. Indicaciones para el reemplazo valvular aórtico.

3.3. La evaluación valvular aórtica.

3.3.1. La ecocardiografía como estudio preponderante.

3.3.2. La evaluación hemodinámica de áreas.

3.3.2.1. El Concepto de área valvular.

3.3.2.2. Area del Orificio Efectivo (EOA).

3.3.2.3. Area del Orificio Geométrico (GOA).

3.3.2.4. Area por cateterismo (Gorlin).

3.3.2.5. Eficiencia de Espacio. (Space Efficiency).

3.3.3. Concepto de "mismatch" (PPM).

3.3.3.1. Implicancias relacionadas a la medición.

3.3.3.2. Implicancias clínicas en la valoración de áreas.

3.3.3.3. Estrategias de prevención de "mismatch".

3.3.4. Gradientes.

3.4. Concepto de Regresión Ventricular

3.5. El concepto de durabilidad.

4.0. Material y métodos.

4.1. Criterios de inclusión.

4.2. Criterios de exclusión.

4.3. Definición de Variables.

4.4. Obtención de muestras.

4.5. Población.

4.6. Diseño estadístico.

5.0. Meta-análisis

5.1. Resultados y discusión.

5.2. Ventajas y desventajas potenciales de las "Stentless".

5.3. Perspectivas futuras.

Conclusión.

- **Anexo A: Bioprótesis convencionales en uso o en desarrollo.**
- **Anexo B: Terminología de los sustitutos valvulares biológicos.**
- **Anexo B: Fórmulas.**
- **Anexo C: Características específicas de los modelos "stentless" utilizados.**
- **Siglas, abreviaturas y acrónimos.**
- **Referencias Bibliográficas.**

Introducción

El reemplazo valvular es el procedimiento quirúrgico más frecuentemente realizado luego de la cirugía de revascularización miocárdica, y la estenosis aórtica su principal indicación.

Luego de la hipertensión arterial y de la enfermedad coronaria, la valvulopatía aórtica ocupa el tercer lugar en frecuencia entre las enfermedades cardiovasculares. La prevalencia de al menos una estenosis moderada en la población general asciende al 8 % a los 85 años (1). Su historia natural se relaciona con complicaciones potencialmente graves y tasas de mortalidad y riesgo de muerte súbita de hasta un 90% a 2-3 años en aquellos pacientes sintomáticos (2-3). La hipertrofia ventricular izquierda (HVI) y la insuficiencia cardíaca normalmente observadas en el curso de la enfermedad, son factores de riesgo independientes para mortalidad total y muerte súbita de origen cardíaco. Luego del reemplazo valvular aórtico, la masa ventricular izquierda disminuye por regresión de la hipertrofia celular del miocardio y de la fibrosis intersticial. Este fenómeno ha sido considerado como un parámetro de correlación en términos de supervivencia y de calidad de vida de este grupo de pacientes.

Varias alternativas técnicas y variados sustitutos valvulares han sido propuestos para maximizar la regresión de masa ventricular y mejorar las áreas valvulares efectivas. La compleja decisión de corregir el flujo transvalvular se ve simplificada y se estrecha. El mejor resultado se reflejará en aquel que permita el área de flujo más grande posible. Una prótesis que asemeje la válvula nativa será más eficaz en el logro de este objetivo.

El desafío de la cirugía cardiovascular y de la industria afín durante años ha sido encontrar un dispositivo confiable, cercano al funcionamiento estructural de una válvula nativa que permitiera continuar con la expectativa de vida de estos pacientes. Las válvulas de reemplazo deberán ser duraderas con el fin de minimizar el riesgo de reintervención debido a la falla estructural del dispositivo. Factores relacionados con el diseño, materiales de manufactura y, en el caso de las bioprótesis, con los procesos utilizados para fijar los tejidos y prevenir la calcificación, deberán ser logrados para concretar este objetivo.

Desde entonces se han implementado numerosos procedimientos invasivos para la resolución de la enfermedad valvular aórtica. Desde la valvuloplastia percutánea con balón surgida en la década de los 80s (4) hasta los procedimientos transcatéter percutáneos preconizados por A. Cribier desde en 2002 (5). El paso por los sustitutos mecánicos y biológicos (con soporte o sin él, homoinjertos, autografts, etc.) y la búsqueda de aquello representado como "ideal", ha planteado la necesidad de consensuar cuestiones relacionadas con el criterio de la elección protésica, la sobrevida relacionada, la morbimortalidad , el periprocedimiento y la durabilidad de los sustitutos a largo plazo.

En base a lo expuesto, el objetivo central de nuestro estudio tiene como meta caracterizar e interpretar resultados obtenidos con un tipo particular de sustituto, sin soporte o "stentless", en forma observacional. La investigación será validada mediante un diseño estadístico que utilice correlación y test de student. Nuestro análisis intenta contribuir y responder a cuestiones relacionadas con la búsqueda de aquel sustituto valvular ideal, que implique de alguna manera la disminución del riesgo asociado y la introducción de una nueva opción válida para complemento del cirujano.

1.0 Originalidad:

Las implicancias que conllevan a la valoración de las bioprótesis sin soporte o "stentless" pueden ser razonablemente significativas. La necesidad de injertos biológicos de bajo perfil, hemodinámicamente más adaptados a una sobrevida cada vez más extensa en este grupo de pacientes, con durabilidad extrema que permita disminuir el índice de reoperaciones por falla tisular, permite un estudio más extenso con el fin de evaluar esas capacidades.

Por otro lado, las comparaciones hemodinámicas entre las diferentes válvulas de mercado se han tornado complicadas debido a que los parámetros establecidos para su valoración se han complejizado (6). La gran variedad de información brindada por las empresas manufactureras en ciertas circunstancias impide obtener la máxima objetividad. Si bien se han establecido algoritmos para la elección protésica como también para evitar el desajuste entre la prótesis y el paciente (llamado "mismatch")(7-8), su uso es controvertido y los datos a veces son extremadamente dispares. Inclusive no existe aún total coincidencia sobre el impacto clínico que genera dicho mistmach en aquellos sometidos a reemplazo valvular y si las bioprótesis "stentless" pueden presentar alguna implicancia agregada (9). Algunos autores describen una significativa mortalidad en presencia del mismo, sobre todo en pacientes con disfunción ventricular izquierda (10). Otros autores no encuentran influencia de este trastorno en los resultados clínicos a corto y largo plazo (11-12).

Las hipótesis relacionadas a los cambios o regresión de la masa ventricular izquierda se encuentran íntimamente relacionadas a los comprobados beneficios clínicos de ésta entre los pacientes con tratamientos hipertensivos (13-14). Es más, el valor de la aplicación de las observaciones realizadas en estos casos y su traspolación a pacientes quirúrgicos con patología aórtica parece ser al menos cuestionable. Los cambios histológicos y estructurales de los miocitos debido a la hipertensión crónica se sabe son diferentes a las de los miocitos debido a la patología de la válvula aórtica. El impacto desarrollado por el reemplazo valvular aórtico sobre la regresión de masa ventricular es muy discímil a la luz de la literatura, debido a variedad de prótesis aórticas utilizadas y disponibles en el mercado. La mayor incidencia de eventos clínicos cardiovasculares (muerte súbita, falla congestiva, stroke, infarto de miocardio y muerte de causa cardíaca) ha sido asociada a la incompleta regresión de masa ventricular debida probablemente a la naturaleza obstructiva de las válvulas protésicas o bien a la presencia de "mismach" paciente- protésico (PPM) relacionado directamente al orificio valvular aórtico y a la relación con su superficie corporal (15).

Si bien la información sobre el tema que nos ocupa en las revistas nacionales e internacionales referentes de cardiología clínica y cirugía cardiovascular es abundante, dicha información, a veces diametralmente opuesta. Varios puntos permanecen poco claros en los resultados a mediano y largo plazo con las válvulas sin soporte. Los resultados de la cirugía valvular con respecto a la sobrevida, complicaciones, función cardiaca, y clase funcional están estrechamente vinculados a factores relacionados con el paciente y con el tipo de cirugía, tipo de prótesis, y los cuidados de salud brindados en los factores relacionados.

Indicios en la literatura permiten comparar sustitutos biológicos "stentless" con aquellos con soporte o stent permitiendo establecer ventajas potenciales de las primeras, no solamente en la evaluación hemodinámica y en la durabilidad sino también con la premisa de obtener un producto comercialmente disponible. Pruebas de fatiga han demostrado la relación existente entre el stress ocasionado y la calidad obstructiva que presentan los dispositivos con soporte (16-17). Dicho montado implica disminuir las áreas geométricas valvulares convirtiendo el sustituto menos favorable que un homoinjerto. La asociación con la degeneración valvular y el deterioro tisular de las bioprótesis en algunas circunstancias no logran evitar los índices de reintervención. La expectativa de aquellos pacientes mayores de 65 años es en la actualidad mejor, obligando a la procuración de sustitutos más duraderos. Las futuras técnicas de preservación y desmineralización de tejidos marcarán las diferencias con la actualidad.

Por otro lado, el rendimiento ventricular y los resultados obtenidos con válvulas con soporte son subóptimos, en especial ante la presencia de anillos aórticos pequeños. La persistencia de altos gradientes transvalvulares tendrá un efecto importante en la aparición tardía de la insuficiencia cardíaca independientemente de la fracción de eyección. Debajo del nivel óptimo de rendimiento ventricular, se deteriora la calidad de vida y aumenta la mortalidad. La optimización del área valvular por un sustituto "stentless" podría implicar beneficios aún mayores de los presentados en la actualidad.

2.0 Objetivos Generales y Específicos e Hipótesis:

Estas discrepancias y claroscuros nos inducen y motivan a elaborar esta tesis cuyo objetivo general es determinar la funcionalidad de las bioprótesis sin soporte o"stentless"mediante el análisis de la repercusión hemodinámica y ecocardiográfica en pacientes sometidos a reemplazo valvular aórtico.

Como objetivos específicos se mencionan :

- El análisis de variables intra y perioperatorias para reflejar la mayor dificultad en el implante valvular "stentless"(Tiempo de circulación extracorpórea, de clampeo aórtico, control ecográfico intraoperatorio,etc) y la incidencia de las complicaciones.

- Analizar los cambios hemodinámicos ventriculares relacionados a la regresión de masa ventricular, los gradientes transvalvulares y las áreas valvulares respectivas.

- Comparar la media de subgrupos de pacientes de alto riesgo (añosos, con deterioro significativo de la función ventricular, anillos valvulares pequeños) potencialmente más beneficiados con el implante tipo"stentlesss".

- Evaluar la incidencia de PPM o mismatch con su consiguiente impacto clínico.

Hipótesis:

Las válvulas sin soporte están asociadas a una significativa reducción de la hipertrofia ventricular izquierda. Dichos sustitutos permiten áreas valvulares efectivas mayores y menores gradientes transvalvulares. La completa regresión de masa ventricular conlleva a un potencial beneficio en términos de sobrevida.

3.0. -Marco Teórico

3.1. Generalidades

3.1.1. Revisión histórica del surgimiento de las prótesis biológicas

Luego de casi 40 años de experiencia con las válvulas cardíacas, hay una creciente coincidencia en la afirmación que el tipo de prótesis valvular tiene una influencia fundamental sobre los resultados. Las diferencias inequívocas en la rehabilitación del ventrículo izquierdo luego del reemplazo concomitante y el avance de la biotecnología de tejidos para lograr un sustituto cercano a la funcionalidad de la válvula nativa, hace cada vez más difícil justificar el uso de aquellos dispositivos de primera generación.

Los tratamientos quirúrgicos realizados sobre la patología valvular eran ya conocidos en la década de los años veinte antes de la era de la circulación extracorpórea. Las primeras valvuloplastias realizadas tuvieron resultados francamente desalentadores. Los intentos por descalcificar o reparar manualmente las válvulas deterioradas no conseguían reducir la estenosis o en su defecto producían insuficiencias graves por destrucción de las valvas (18). Con el advenimiento de la circulación extracorpórea por John Gibbon en 1953 se suma la posibilidad de acceder a la cirugía valvular en forma directa bajo control visual. La historia de los reparos valvulares y posteriores reemplazos comienza a crecer determinando diversos sustitutos cada vez más cercanos al propio. El primer reemplazo aórtico fue obra de Dwight Harken en marzo de 1960. Sin embargo años atrás (1952) ya Charles Hufnagel en Washington implantaba la primera válvula de "bola" en la aorta descendente (Fig.1).

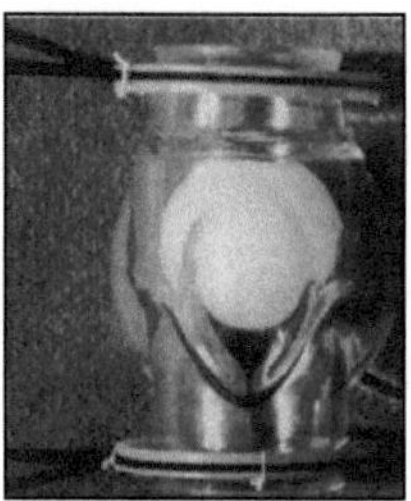

Fig. 1- Válvula de Hufnagel - 1952

El concepto de reemplazo con sustitutos sin soporte ("Stentless") no es nuevo. En esta misma década la era de las válvulas biológicas trasciende con Donald Ross y el implante de los llamados homoinjertos (1967) (19), al igual que Brian Gerald Barrat-Boyes en Nueva Zelanda (1962). Se demostraron las ventajas hemodinámicas y biológicas de los injertos valvulares humanos cadavéricos, pero las limitaciones técnicas en la preparación y la preservación de estos y principalmente las dificultades en la obtención de las piezas, demoraron su difusión.

Alain Carpentier preconiza el desarrollo de bioprótesis porcina junto con J.P. Binet en 1965. Se describe por primera vez el implante de un xenograft .Con ellos comienza la era de la biotecnología en pos de presentar en el mercado un dispositivo de fácil disponiblilidad comercial, con resultados hemodinámicos adecuados. En 1966 se incorporará el soporte en el sustituto biológico. Tanto el uso de una válvula con soporte como una sin él debería haber sido continuado en los años 70s.Sin embargo fue universalmente interrumpido debido a los sistemas de fijación imperantes en ese momento (formaldehido) como también a los resultados relacionados a la falla de la integridad estructural. Carpentier relata: *"It became obvious that the future of tissue valves would depend upon the development of methods of preparation capable of preventing inflammatory cell reaction, and penetration into the tissue. . . "*.No fue sino hasta mediados de 1980 donde las nuevas terapias para mitigar el calcio, controlando y retardando la mineralización, el uso de glutaraldehído como fijador y los nuevos diseños valvulares para reducir el stress, contribuyeron a alterar la durabilidad valvular hasta ese momento reducida. Reconociendo el rango de variabilidad de la raíz aórtica y de la enfermedad de la misma, el concepto de sustitución de la válvula sin stent se amplió a la sustitución de la raíz aórtica completa, paralelamente a la experiencia con homoinjertos. Bajo este marco el concepto de "stentless" fue reintroducido y revivido por Tirone David a fines de la década. El heteroinjerto valvular porcino, fabricado originalmente a modo de prueba por los laboratorios Hancock, fue presentado a posteriori para uso clínico por St. Jude Medical en la forma de Toronto SPV (20).

Estos desarrollos requirieron de una tecnología completamente nueva para preparar y poner a prueba las raíces aórticas porcinas y comenzar a ser utilizadas como reemplazos totales de raíz.

3.1.2. El concepto de la prótesis valvular "Ideal"

Parece razonable que un solo diseño de bioprótesis, ideal para todas las circunstancias en que sea necesario reemplazar la válvula aórtica, tenga que emerger. Sin embargo hasta el presente esta aseveración aún no tiene una única respuesta. Probablemente la cirugía extracorpórea como tal, desde Gibbon hasta nuestros días, sea efímera comparada con la variedad de situaciones que se presentan ante un recambio o reparo valvular. Lo cierto es que desde décadas pasadas, más de 80 modelos de prótesis valvulares cardíacas han sido desarrolladas y se utilizan en la actualidad. El cirujano debe elegir entre un número cada vez mayor de sustitutos, en ciertos casos probados luego de breves ensayos clínicos y en otros casos aún con informes de rendimiento no conocidos.

Durante años se formularon criterios de diseño en la búsqueda de este sustituto "ideal". Dwight E. Harken, pionero de la cirugía cardíaca, definiría la prótesis valvular "ideal" como aquella construída de material biológico compatible, que permitiera no ser obstructiva en su apertura y competente en su cierre, con respuesta rápida a los cambios de presión, no antigénica ni trombogénica, durable por años, técnicamente factible de implantar y sin interferir en la vida de los pacientes.

El concepto de bioprótesis desarrollado por A. Carpentier en los años setenta en donde el soporte metálico se imbrica al tejido biológico, permitió generar el amplio marco de las válvulas biológicas con soporte. Los adelantos en el tratamiento de los tejidos valvulares, los procesos de fijación para prevenir la desnaturalización de las fibras colágenas y la desmineralización evitando la calcificación posterior, permitieron mantener una baja trombogenicidad y aumentar la durabilidad valvular. La anticoagulación deja de ser necesaria. Las bioprótesis con soporte son fabricadas para proporcionar un dispositivo estándar fácil de implantar y proporcionar resultados reproducibles en posición aórtica con buenos resultados a corto y mediano plazo. No obstante ello, aún persiste el riesgo de la falla estructural a largo plazo.

Sin embargo, la presencia de un soporte o "*stent*" metálico trajo aparejado otros inconvenientes para solucionar (Fig.2). Dicho soporte reduce significativamente el área valvular efectiva, lo que asociado con la rigidez de las valvas genera gradientes relativamente elevados, en especial en aquellas de pequeño calibre. Ensayos de fatiga demostraron que la presencia de dicho soporte no solamente genera flujos subóptimos sino que también rige los cambios de stress tisular sobre el tejido biológico, y por ende afectando directamente la geometría valvular y a mediano plazo su durabilidad, de alguna manera explicando porque esta última es menos favorable que el de los homoinjertos aórticos (21).

Este deterioro hemodinámico atribuído a la degeneración valvular se encuentra mucho ántes de la explantación. El xenoinjerto con soporte se deforma y calcifica volviéndose poco compatible, imitando la patología valvular nativa. Este ciclo degenerativo inclusive puede ocurrir ántes, especialmente en niños o adultos jóvenes motivando el resurgimiento de los homoinjertos pulmonares y de los autoinjertos en este grupo definido de pacientes (22).

Por otra parte el tipo de prótesis valvular mantiene una relación estrecha con el rendimiento ventricular postoperatorio y con los resultados alejados, especialmente en tamaños valvulares pequeños. El aumento de la presión ventricular izquierda es el principal determinante de la incompleta regresión de la hipertrofia ventricular y de la fibrosis intersticial. La persistencia de gradientes valvulares elevados se encuentra asociada a la disfunción ventricular diastólica, efecto importante en la aparición tardía de la insuficiencia cardíaca congestiva grave, independientemente de la fracción de eyección.

Si bien la válvula aórtica ideal es la pulmonar del propio paciente, donde las características del flujo son perfectas y aparentemente la durabilidad es por tiempo indefinido o, por lo menos, casi indefinido, el procedimiento de Ross conlleva un doble reemplazo con un aumento en el riesgo inherente (23). Por otro lado los homoinjertos aórticos si bien transmiten una excelente función hemodinámica, la disponibilidad limitada asegura que no puedan ser utilizados en forma rutinaria.

Aunque la durabilidad de los xenoinjertos con soporte utilizados fuera suficiente para evitar la reintervención en la mayoría de los pacientes mayores de 70 años, la longevidad cada vez mayor y el fallo estructural relacionado con el sustituto deberán ser temas de discusión a la hora de definir la elección protésica.

3.1.3. Las válvulas sin soporte o "Stentless"

La búsqueda de aquel ideal de prótesis para el reemplazo valvular aórtico continúa, y los últimos avances en la bioingeniería de tejidos han diseñado el desarrollo de nuevas generaciones de bioprótesis sin soporte. El nuevo concepto de válvulas sin stent o xenoinjertos "stentless" quiebra aquel tradicional principio de la bioprótesis montada en un soporte para mantener la geometría anular. Debiendo reconocerse que todas las válvulas (tanto mecánicas como biológicas) presentan un orificio valvular efectivo menor al de una válvula humana normal puesto que luego de su implante hay crecimiento de tejido con endotelización de la prótesis y disminución ulterior del área efectiva (24) y, debido a los inconvenientes hemodinámicos y de durabilidad para las prótesis biológicas con soporte rígido, se desarrollaron bioprótesis con el fin de obtener una óptima función hemodinámica, una durabilidad indefinida y un mínimo riesgo tromboembólico; este tipo de sustituto valvular es conocido como "stentless" o biológicas "sin soporte o montaje".

El desarrollo de las "stentless" fue básicamente referido al objetivo de maximizar el área del orificio efectivo (EOA) y por lo tanto, facilitar la regresión de la masa ventricular. Para un determinado diámetro externo, el orificio efectivo es más grande que para las válvulas con soporte para un mismo tamaño de anillo aórtico. El tamaño máximo de los dispositivos implantados estará limitado al diámetro de la raíz aórtica o a la posición de los ostias coronarios. Se permiten así sustitutos más grandes para ser implantados, logrando áreas valvulares efectivamente mayores con un rendimiento hemodinámico presumiblemente mejor que con un dispositivo con soporte. Se mejoran las áreas efectivas, los gradientes transvalvulares, la hipertrofia adaptativa y por ende la sobrevida a largo plazo. Por otra parte, la falta de un flujo turbulento y la presencia de los patrones de remolinos que aumentan el cierre valvular de forma suave, aportan una ventaja teórica adicional. Cualquier disminución de la tensión mecánica en estas áreas valvulares tiene un impacto positivo en la durabilidad. La naturaleza intrínseca de obstrucción de las válvulas con soporte crea patrones de flujo turbulento a través del tracto de salida del ventrículo izquierdo hacia la aorta proximal que no se ven con la raíz aórtica normal. Por esta razón, la nueva generación de las bioprótesis con soporte tiene un anillo discontinuo, flexible, que hace de amortiguador, disipando la fuerza en todos los sitios de la prótesis y evitando así que dicha fuerza se concentre sólo en la parte biológica de las prótesis, como sucede en los modelos con anillo rígido y continuo. Debido a las técnicas actuales de preservación, estas bioprótesis se tornan menos flexibles y fáciles de manejar comparadas a los homoinjertos. En tal sentido, la dificultad en la disponibilidad y distribución y las potencialmente similares ventajas en la durabilidad y hemodinamia ya demostradas por estos últimos, favorecen el espectro de uso para un sustituto "stentless".

Las bioprótesis sin soporte son de diseño compuesto, construídas por cúspides de válvulas aórticas porcinas (todas son valvas no coronarianas para evitar el inconveniente de la cresta muscular que habitualmente presenta la valva coronariana derecha de este animal) o bien autólogas pericárdicas, tratadas con glutaraldehido y reforzadas en algunos diseños con un anillo de dácron que permite su sutura a la pared aórtica. Aquellas que incluyen la raíz aórtica se han transformado en una atractiva opción para los casos de reemplazo más extenso. Aquellas para ser implantadas en forma supra-anular fueron diseñadas con el propósito de maximizar aún más el flujo valvular y por ende las áreas efectivas de trabajo.

A pesar de los beneficios expresados, las "stentless" comparten la dificultad de implante en los casos de discrepancias significativas entre el anillo valvular y la unión sinotubular (STJ). En tales circunstancias podrían utilizarse otros sustitutos afines para evitar la incompetencia valvular. De la misma forma, calcificaciones extensas de la raíz aórtica pueden alejar la indicación de una "stentless". La probabilidad de dehiscencia relacionada a las técnicas de implante podría ser observada.

Si bien existe en la actualidad un variado número de sustitutos "stentless", modelos, diseños y detalles técnicos son los que permiten objetivar diferencias entre las marcas comerciales dispuestas en el mercado. A la fecha estos modelos sin soporte han sido ideados por varios fabricantes y aprobados por la FDA (Food & Drug Administration) para el uso clínico. Las más reconocidas son **St. Jude Medical Toronto SPV** (St. Jude Medical, St. Paul, MN), **Medtronic Freestyle Aortic Root Bioprosthesis** (Medtronic, Minneapolis, MN), **The Edwards Prima Plus** stentless valve **bioprosthesis** (Lifesciences, Irvine, CA), **CryoLife-O'Brien** (CryoLife, Inc., Kennesaw, GA), **AorTech Freesewn Porcine Elan** (AorTech, Bellshill, Scotland, UK), **Shelhigh No-React Stentless Bioprosthesis** (Shelhigh Inc., Millburn NJ), **Biocor PSB/SJM** (Biocor Industria e Pesquisa Ltda, Belo Horizonte, MG, Brazil), **Sorin Pericarbon Stentless Bioprosthesis** (Sorin Biomedica, Saluggia, Italy), **ATS 3f Aortic Bioprosthesis** (ATS Medical,Inc.) (Fig.3). En el ANEXO A se representan aquellas válvulas aprobadas por la FDA y otros sustitutos biológicos en vías de desarrollo.

Fig. 2-El concepto de válvula "montada o soportada". Soportes rígidos y flexibles.

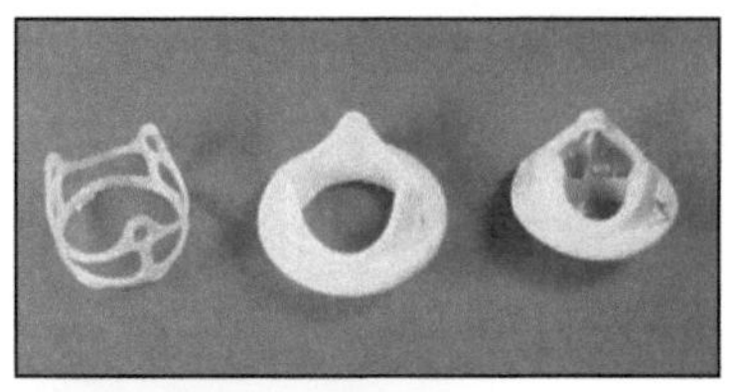

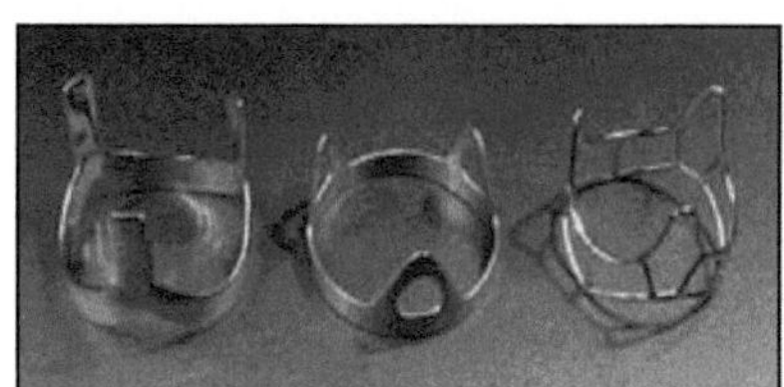

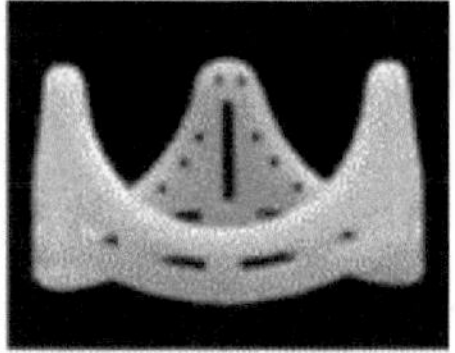

Fig.3-Bioprótesis con soporte y "Stentless".

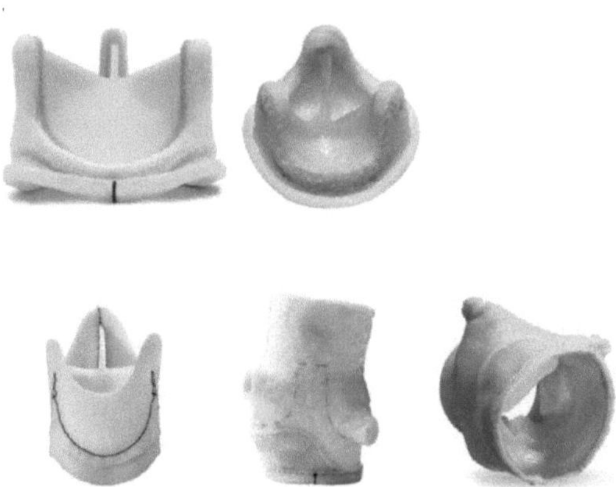

Al coexistir gran variedad de válvulas biológicas, modelos y montajes es imprescindible lograr una nomenclatura válida para dar practicidad, realizando una sinopsis y determinando con precisión el origen de cada uno de los sustitutos y el tipo de soporte utilizado en su fabricación. Tomando como parámetro los lineamientos expuestos en las Guías para el manejo de la patología valvular de 1998 (25), exponemos esta clasificación en el ANEXO B.

3.1.4 Técnicas específicas de implante valvular "stentless"

En líneas generales el implante de un sustituto sin soporte es más demandantes comparado con las convencionales. La geometría y el grado de simetría de la enfermedad valvular y la raíz aórtica dictan las técnicas de implante a ser utilizadas. Los mejores resultados se obtienen entendiendo a los dos componentes como una unidad integral. Variaciones técnicas pueden ser esenciales y caracterizar un implante "stentless" de otro con soporte. La gran maniobrabilidad y flexibilidad que presentan juega un papel preponderante. Como con todos los reemplazos de válvulas "stentless", es importante realizar una descalcificación completa del anillo permitiendo que la nueva válvula se recueste contra la pared de la aorta. En pacientes con severa calcificación de aorta estos implantes inclusive pueden no ser apto debido a la posibilidad de dehiscencia o discontinuidad. La identificación de los ostia coronarios y su orientación debe de ser referencia para el correcto posicionamiento valvular evitando su oclusión. La posición de los orificios coronarios en relación a los senos puede ser anormal. La competencia valvular dependerá primeramente de una precisa localización de las neocomisuras.

Los métodos de implante incluyen las técnicas subcoronariana, de inclusión o "miniroot", o bien el reemplazo completo de raíz.

Técnica subcoronariana (con Modificación)

Según esta primera modalidad de implante, la válvula sin soporte es apoyada o sostenida por los senos aórticos. La aortotomía podrá ser realizada en forma oblicua, transversal o bien longitudinal, dependiendo de las modalidades de cada equipo quirúrgico. Si bien la sección transversal realizada a 1-1,5 cm de la unión sinotubular es la más utilizada, el abordaje longitudinal en forma de letra S abierta hacia el seno no coronariano proporciona una excelente exposición sobre todo en pequeñas aortas. Una sección completa de la aorta suele también ser útil en la obtención de una buena exposición. La separación de la aorta del tronco de la arteria pulmonar debe ser obligatoria.

Previa excéresis de la válvula enferma y limpieza con debridamiento de los depósitos de calcio, se procede a la medición del anillo o unión ventriculoaórtica con los medidores respectivos de manufactura. Deberá elegirse una válvula protésica con un diámetro igual o ligeramente más grande que el orificio. Es sugerible la medición del diámetro sinotubular. Dicha dilatación puede contraindicar el uso de algún tipo de prótesis específica. Procedimientos asociados pueden llevarse a cabo mientras que el dispositivo es lavado eliminando el glutaraldehído.

El dispositivo es posteriormente cosido por medio de una sutura ininterrumpida o bien a puntos separados. O'Brien al igual que Barratt-Boyes preconizan la técnica continua en homoinjertos y posteriormente en bioprótesis porcinas habiendo sido extensamente utilizada inclusive en las válvulas sin soporte pericárdicas (26-27). Por otro lado la sutura en puntos separados de material trenzado 2-0 o 4-0 ha sido referida por Kon y colaboradores (28). El borde de costura de tela se une a la raíz aórtica del paciente. Dicha línea de sutura se mantiene horizontalmente a nivel del anillo valvular respetando esta dirección y por debajo de dicho nivel anular en el triángulo intercomisural (Fig.4). En la región del septum membranoso, la línea de sutura deberá seguir al anillo para así evitar la lesión en el sistema de conducción. Una vez realizada la sutura proximal, los senos de la bioprótesis deberán ser tallados para poder dar ingreso a los ostias nativos coronarios derecho e izquierdo. Es el caso de la válvula Freestyle y Prima en su implante subcoronariano (Fig.5).

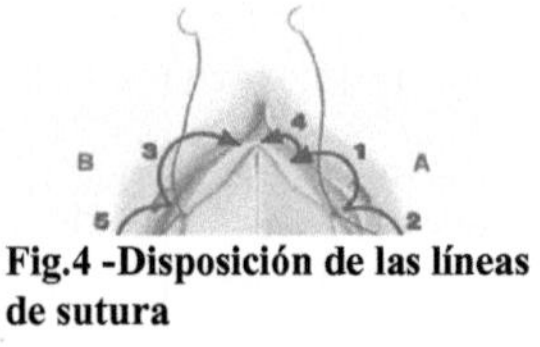

Fig.4 -Disposición de las líneas de sutura

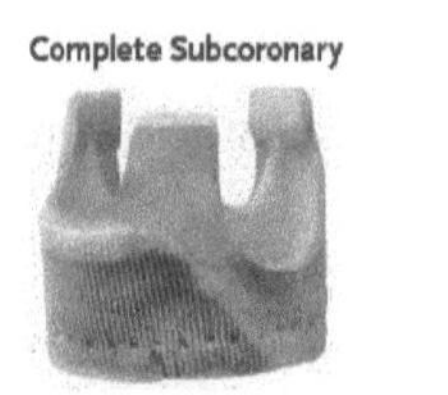

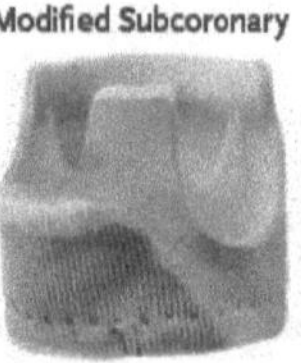

Fig.5- Modelo Freestyle para implante subcoronariano

El seno no coronario se suele dejar intacto para impedir cambios en la posición y en las relaciones espaciales de las comisuras de ambos lados, siendo una implantación más fija y a la vez más reproducible asegurándose una correcta competencia ye inclusive manteniendo mejor la forma de la aorta(técnica modificada) (Fig.6). Modelos como Toronto SPV, CryoLife-O'Brien, Biocor y Sorin se encuentran listos para su implante. Una sutura continua (4-0) de polipropileno se inicia en cada seno por debajo del ostium coronario y hasta la parte superior de las comisuras adyacentes, siendo

Fig.6 -Preparado de los senos

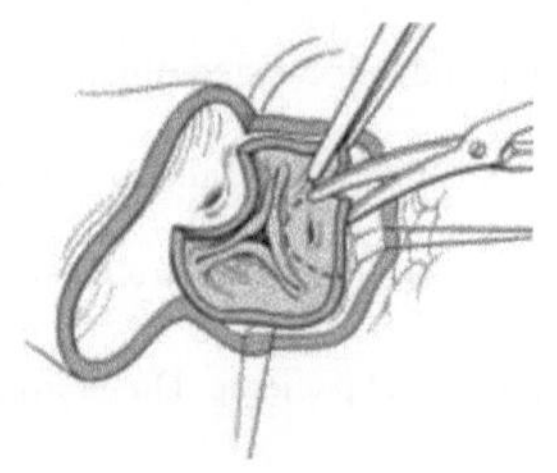

recortada la parte superior de la bioprótesis para permitir el cierre posterior de la aorta. Debe tenerse en cuenta de no distorsionar las posiciones de las comisuras. Probablemente la causa de prolapso e insuficiencia valvular postoperatoria inmediata sea la ausencia de una correcta coaptación de las valvas y de su falta de simetría. No solamente debe tenerse presente la alineación en el plano horizontal, sino también la altura de la fijación a nivel vertical.

La aortotomía se cierra con sutura continua por encima de la unión sinotubular con la incorporación de las comisuras y del borde del seno no coronario conservado. Si la aorta se ha transeccionado, deberá cerrarse sin distorsión.

Inclusión de la Raíz (Root Inclusion)

En este caso y con la idea de minimizar la distorsión geométrica de la raíz aórtica, el dispositivo es implantado en forma de un tubo dentro de la aorta nativa (Fig.7).

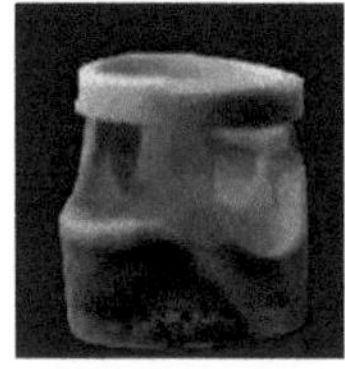

Fig.7 -Modelo Freestyle como técnica de inclusión

Si bien es una técnica menos utilizada y más laboriosa, debería emplearse en los casos de amplia raíz mayor de 23 mm de prótesis) o ante la duda de dilatación posterior de la unión sinotubular, ya que dicho anillo se conserva y evita en el futuro la posibilidad de dilatación. Abierta la aorta ascendente a unos 4 cm por encima del anillo, se extirpa la válvula y el anillo

Fig. 8 Técnica de inclusión. Preparado de los ostias coronarios.

es desbridado de todos los depósitos calcáreos. Una vez medida y lavada la prótesis, la aorta del injerto es abierta a nivel de los ostias coronarios derechos e izquierdos nativos justo debajo de la unión sinotubular para dar cabida a sus respectivos implantes como si fuera una técnica de Bentall (Fig.8). En este caso se podrá utilizar una sutura continua de polipropileno 4-0. Puntos de sutura contínua se utilizarán para unir el injerto al anillo valvular a nivel del tracto de salida del ventrículo izquierdo en un plano horizontal. Deberán alinearse las tres comisuras de la bioprótesis dentro de la raíz aórtica mediante la colocación de distintos puntos de colchonero a través de la pared aórtica. La parte superior del dispositivo se ha incorporado en el cierre de la aortotomía dejando la unión sinotubular intacta.

Técnica de reemplazo completo de raíz

Esta técnica de reemplazo completo de raíz es empleada ante la presencia de patología valvular y aórtica combinada. Toda la raíz aórtica nativa y la válvula se extirpan para dar lugar al injerto (Fig.9).

Fig.9 -Modelo Freestyle para implante completo de Raíz.

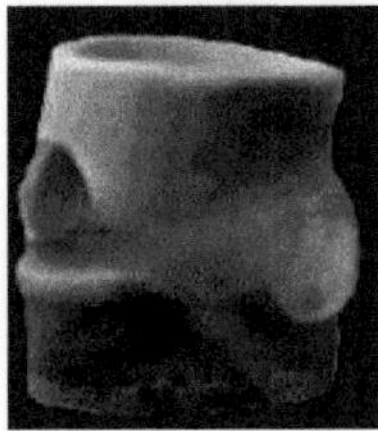

Otra de las ventajas de esta técnica es la menor posibilidad de distorsión de la válvula aórtica y de su geometría tridimensional con respecto a cualquier otro implante. Los injertos utilizados para esta técnica son la Freestyle y los dispositivos Prima Plus.

Muy similar a la cirugía de implante de un homoinjerto aórtico o un tubo valvulado, la aorta se divide por encima de la unión sinotubular y ambos ostias coronarios son movilizados formando botones de pared aórtica. Luego de la extirpación de la válvula nativa y liberar y medir el anillo, una prótesis de mayor tamaño podrá ser empleada debido a que el injerto no estará encerrado dentro de la aorta. Dependiendo de la altura y de la posición de la coronaria derecha, el injerto podrá ser rotado a necesidad y obtener una mejor alineación con los ostias. La sutura proximal podrá ser realizada con múltiples puntos sueltos de sutura 3-0 poliéster trenzado o bien sutura continua de polipropileno 3-0.

Posteriormente los botones de las arterias coronarias serán reimplantados en los apropiados senos del injerto por unos pequeños orificios realizados (fig.10). Sutura continua polipropileno 5-0 es recomendable. Deberá tenerse presente y tomar recaudos con las alturas de dichas anastomosis para evitar acodamientos.

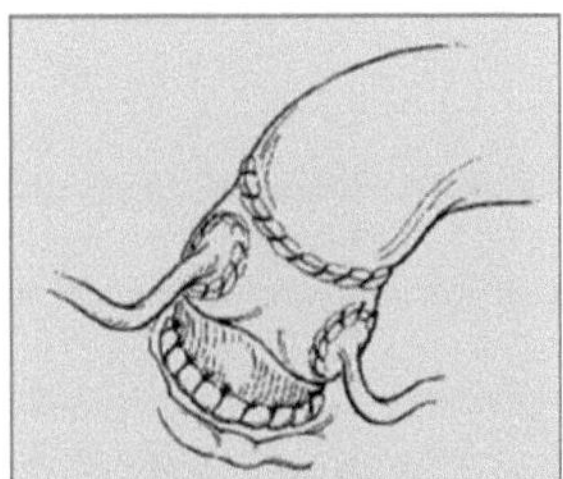

Fig.10 -Técnica de reemplazo total .Extraído de "Comparison of Implantation Techniques Using Freestyle Stentless Porcine Aortic Valve" (Kon N, Westaby S. Ann Thorac Surg 1995; 59:857.)

La grasa en la base de la coronaria derecha debe movilizarse antes del implante para permitir su libertad. Una posición adecuada para la anastomosis coronaria derecha será lograda por el llenado del ventrículo derecho. Se finaliza el implante por medio de una línea de sutura distal con polipropileno en forma contínua para la reconstrucción de la aorta.

3.2. La enfermedad valvular aórtica

El diagnóstico y tratamiento de los pacientes con enfermedad valvular cardíaca ha sufrido importantes cambios en las últimas décadas. Tales avances se encuentran relacionados al campo de los diferentes métodos de valoración ventricular no invasivos (clínico-ecocardiográfica, doppler, modo M o bidimensional, Resonancia Nuclear Magnética cardíaca, pruebas funcionales de stress reposo-esfuerzo con ejercicio o farmacológico, etc.), al mejoramiento de las prótesis y técnicas quirúrgicas de reconstrucción y al desarrollo de pautas para el seguimiento y toma de decisión del momento quirúrgico.

La disfunción sistólica de ventrículo izquierdo (definida como una fracción de eyección por debajo del normal en reposo) es inicialmente un fenómeno reversible y relacionado principalmente con el exceso de poscarga. La recuperación del tamaño ventricular y de su función es posible con el correcto reemplazo valvular en tiempo y forma. Con la evolución, durante el cual el ventrículo desarrolla los mecanismos de adaptación, ampliando y modificando geométrica y progresivamente la cavidad, la contractilidad miocárdica se deprime predominando la disfunción sistólica. En la medida que la corrección quirúrgica se encuentre distante los beneficios en términos de recuperación de la función ventricular y de supervivencia, ya no podrán ser alcanzados.

Sin dudas, la valvulopatía aórtica durante años ha guardado una intrínseca relación con las diferentes fases del desarrollo de las bioprotesis. Siendo la estenosis aórtica (EA) la anomalía más frecuente y la obstrucción a la salida del flujo sanguíneo ventricular izquierdo hacia la aorta, se considera necesario relacionar su fisiopatogía con el objeto de comprender e interpretar los diferentes parámetros tomados en cuenta para la ulterior evaluación de los sustitutos valvulares.

3.2.1. Estenosis Aórtica (EA)

La Estenosis Aórtica (EA) es un proceso activo de enfermedad caracterizado por la acumulación de lípidos, la inflamación y calcificación, con muchas similitudes a la enfermedad aterosclerótica. Si bien la estrechez puede presentarse a nivel valvular, supravalvular o subvalvular, es en el primer caso donde el sustituto tiene injerencia en forma directa, aunque deberá evaluarse el contexto de la raíz aórtica en forma íntegra para ser identificado en forma correcta el mejor sustituto para cada caso y su disponibilidad en el mercado.

La válvula aórtica unicúspide es la forma más frecuente de estenosis aórtica mortal en menores de un año. La válvula aórtica bicúspide afecta a aproximadamente el 2% de la población general .Es la más frecuente de todas las cardiopatías congénitas. Se destacan dos tipos adquiridos: la reumática y la degenerativa. La presentación reumática, menos frecuente en la actualidad, se caracteriza por la adhesión y fusión de las comisuras y cúspides con retracción y rigidez de los bordes. Suelen coexistir nódulos calcificados en su superficie. La consecuencia es una disminución e incompetencia del orificio valvular y con frecuencia es acompañada del compromiso de otras válvulas, especialmente de la mitral. La etiología degenerativa es la causa más frecuente de estenosis aórtica en el adulto, relacionada directamente al envejecimiento de la población y al producto del stress mecánico sobre la válvula. Los depósitos de calcio pueden observarse en las líneas de flexión de la base valvular, no presentándose fusión comisural como en el caso de la patología reumática. También se encuentra asociada generalmente a la calcificación del anillo mitral y en ocasiones al de la raíz aórtica.

La enfermedad valvular aórtica es también un marcador para enfermedad coronaria y eventos coronarios. La incidencia de infarto del miocardio es del 6% a 5 años en personas en la séptima década de la vida con válvula aórtica normal, 8,6% con esclerosis aórtica y 11,3% con estenosis aórtica (29). Probablemente esta asociación dependa de la prevalencia de la enfermedad coronaria en la población estudiada (30). Más del 33% de los pacientes con estenosis aórtica severa deben ser sometidos a reemplazo valvular y cirugía de revascularización miocárdica concomitante. En los mayores de 70 años la cifra supera el 50%. (31). Si bien la angina de pecho puede ser consecuencia de varios mecanismos, aproximadamente el 50% de los pacientes presentan una importante enfermedad coronaria, dato que contribuye y refleja a posteriori la asociación del reparo o sustitución valvular con la revascularización miocárdica respectiva.

Cuantificación del área valvular

La superficie de la válvula aórtica normal es de aproximadamente 3-3,5 a 4 cm^2. Una estenosis crítica por lo general se presenta con una superficie entre 0,5 a 0,75 cm^2 o una disminución en su área aproximadamente del 75%, o sea, en forma genérica, menor de 1cm^2.

El área valvular (AV) puede definirse como la extensión de la apertura de la válvula en sístole suministrando el grado de estenosis. Este parámetro puede ser obtenido por la valoración del cateterismo cardíaco con la fórmula de Gorlin (1951) (32), o bien por ecocardiografía doppler con la ecuación de continuidad. La planimetría del orificio aórtico ha sido recientemente propuesta como otra alternativa para la estimación de dicha área. Se puede acceder a ella utilizando la ecocardiografía transtorácica, la transesofágica, la resonancia magnética cardíaca o más recientemente la tomografía computada multislice.

De acuerdo a las Guías/AHA 2006 (American Heart Association) se ha podido calificar el grado de severidad de la estenosis aórtica sobre la base de una variedad de variables hemodinámicas y datos de la historia natural de la enfermedad (33).Utilizando las definiciones de velocidad del chorro o jet aórtico, del gradiente de presión y del AV, puede ser clasificada de la siguiente manera:

• Leve: (área de 1,5 cm^2, gradiente medio < de 25 mm Hg, o la velocidad del jet < a 3,0 m por segundo).

• Moderado: (área de 1,0 a 1,5 cm^2, gradiente entre 25 y 40 mm Hg, o velocidad del jet de 3,0 a 4,0 m por segundo).

• Grave: (área de menos de 1,0 cm^2, gradiente medio > de 40 mm Hg, o la velocidad jet > de 4,0 m por segundo).

Debe tenerse en cuenta que ante la presencia de bajo gasto cardíaco, una EA severa puede estar presente con un menor gradiente transvalvular ,dato para ser evaluado y relacionar la posible cirugía correctiva en aquellos pacientes oligosintomáticos.

Fisiopatología

La obstrucción progresiva al vaciamiento ventricular izquierdo observado en una estenosis aórtica produce el correspondiente incremento en el stress parietal e induce la correspondiente respuesta de los sarcómeros produciendo hipertrofia concéntrica. El período eyectivo ventricular izquierdo y la velocidad del flujo transvalvular aórtico aumentan en relación inversa a la reducción del AV. Esta situación genera un gradiente entre las dos cámaras que se correlaciona con la gravedad de la valvulopatía en condiciones de volumen minuto, contractilidad y frecuencia cardíaca constantes. Generalmente de evolución gradual, se permiten los desarrollos de mecanismos compensatorios por parte del corazón y relacionados directamente a la Ley de Laplace: para una esfera, la fatiga de la pared (T) es proporcional al producto de la presión transmural (P) y el radio de la cavidad (r) e inversamente proporcional al grosor de la pared (w):

$T = P \times r/w$

La sobrecarga de presión sistólica a través del proceso de hipertrofia ventricular resulta en un aumento del grosor de la pared ventricular izquierda, mientras que el volumen de la cámara se mantiene normal. Esta adaptación permite que el stress parietal no se incremente (postcarga), se contrarreste la alta presión sistólica intracavitaria y se evite el deterioro consecuente de la función ventricular. El aumento en el grosor relativo de la pared suele ser suficiente. Sin embargo, si así no fuera y el espesor relativo de la pared no fuera incrementado en forma proporcional a la presión, la pared aumenta su tensión y la correspondiente poscarga elevada provocará una disminución en el desempeño ventricular sin que esto signifique necesariamente deterioro en la función contráctil. La hipertrofia determina una disminución de la distensibilidad ventricular, siendo responsable de la elevación de la presión telediastólica del ventrículo izquierdo aún en ausencia de falla o dilatación. En la posterior falla de los mecanismos compensatorios sobreviene el deterioro en la fracción de eyección con dilatación del ventrículo izquierdo y aumento en las presiones de llenado. Esto produce aumento de la presión auricular izquierda y el desarrollo de edema pulmonar. Bajo estas circunstancias la presión de la arteria pulmonar puede estar incrementada, y con el tiempo afectar el funcionamiento de las cavidades derechas. En ausencia de patología coronaria, la combinación del incremento de las demandas de oxígeno debido a la hipertrofia ventricular y a la disminución en el aporte por compresión excesiva de los vasos, sumado a la disminución en su densidad en relación a la masa ventricular, puede resultar en la correspondiente isquemia.

Historia natural

Los pacientes con EA tienen sobrevida cercana a lo normal durante un largo período de latencia, caracterizado por ser un período asintomático. Una vez iniciados los síntomas de angina, síncope, o insuficiencia cardíaca congestiva, la sobrevida se acorta dramáticamente. Aproximadamente un 35% desarrolla angina y el 50% sobrevive durante 5 años a menos que sean llevados a cirugía (Fig.11). En el 15% se presenta como síncope y el 50% de estos sobrevive durante 3 años; para el 50% que presenta síntomas de insuficiencia cardíaca congestiva, la sobrevida es menor de 2 años a menos que la válvula aórtica sea reemplazada (34). La tasa de progresión hemodinámica en adultos con estenosis aórtica asintomática es variable pero hasta el momento los predictores de progresión hemodinámica no han sido identificados.

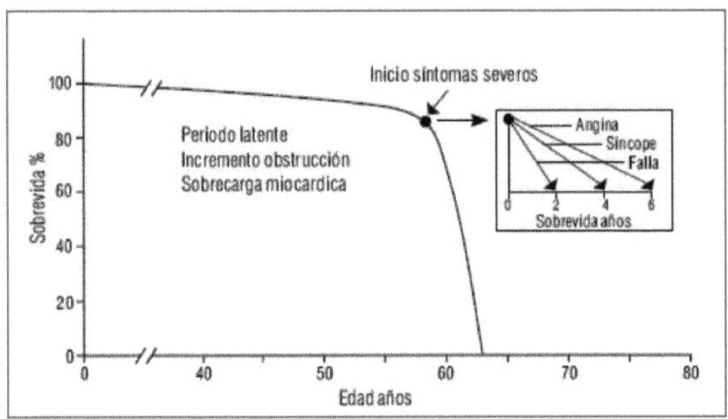

Fig.11 -Historia Natural de la Estenosis Aórtica.

(Extraído de "Tratado de Cardiología" Vol .II -Braunwald. "Aortic stenosis". Circulation 1968;38(Suppl 5):V-61.)

3.2.2. Insuficiencia Aórtica

Causada por múltiples entidades (35), la insuficiencia aórtica (IA) se encuentra condicionada por lesiones o alteraciones estructurales de las valvas o bien dilataciones de la raíz aórtica que ocasionan un incompleto cierre valvular. La presentación aguda suele asociarse a endocarditis o disfunciones protésicas, mientras que el cuadro crónico suele relacionarse a la causa reumática. Anomalías de las valvas pueden estar presentes en forma congénita (bicúspide) o enfermedades del tejido conectivo (Válvula mixomatosa, Sme. de Marfan, Lupus, Artritis reumatoidea, Sme. de Ehler- Danlos, Sme. de Reiter, espondilitis anquilosante, etc.) o bien a la patología de la raíz aórtica (hipertensión arterial, aortitis, anulectasia aórtica, osteogénesis imperfecta, etc.). Su prevalencia en el estudio de Framingham fue del 4,9% mientras que en otros (Strong Heart Study) se han reportado hasta un 10% (36-37).

Fisiopatología

La mayoría de estas lesiones crónicas producen una prolongada fase asintomática, lenta e insidiosa. En otros casos particularmente en las disecciones, endocarditis o el trauma, a menudo presentan una sintomatología aguda y de extrema gravedad traducida en una elevación repentina de las presiones de llenado ventriculares izquierdas y una abrupta reducción del gasto cardíaco.

En la fase crónica, el ventrículo izquierdo responde a la sobrecarga volumétrica producida por la regurgitación. Dicha regurgitación a su vez se encuentra dependiente del área involucrada, del gradiente diastólico entre la presión aórtica y la diastólica del ventrículo y de la duración de la diástole. Este mecanismo compensatorio se logra mediante la dilatación y la hipertrofia excéntrica incluyendo un aumento en el volumen diastólico final y un aumento en la cámara para adaptarse al mayor volumen sin una respectiva elevación de las presiones de llenado diastólico (mecanismo de Frank-Starling). Por lo tanto, el rendimiento ventricular izquierdo es normal, y los índices de eyección (fracción de acortamiento y fracción de eyección) permanecen de igual manera.

Sin embargo con el paso del tiempo, la disminución de la distensibilidad ventricular, el aumento del tamaño de la cámara y del stress parietal traducido en una elevación de la postcarga, finalmente representa la condición que combina la sobrecarga de volumen y la sobrecarga de presión. La precarga y la hipertrofia no pueden ser mantenidas indefinidamente, con el consiguiente compromiso de la contractibilidad y del límite de reserva.

Historia natural

El paciente portador de una IA crónica asintomática tiene una favorable evolución por años. Los mecanismos de adaptación cardiovascular permiten que los pacientes permanezcan asintomáticos por décadas. El desarrollo de síntomas de insuficiencia cardíaca no se correlaciona necesariamente con cambios en los índices de función ventricular (38). El 76% de estos pacientes asintomáticos pueden vivir por más de 5 años y el 50% de los pacientes pueden sobrevivir por más de 10 años luego del diagnóstico. Sin embargo no hay estudios a gran escala que evalúen la historia natural de los pacientes asintomáticos con conocida función sistólica ventricular izquierda normal (determinada por pruebas invasivas o no invasivas).Es más, parecería no ser suficiente el análisis de los pacientes en relación con el estado sintomatológico, debiéndose realizar una evaluación cuantitativa de la función ventricular izquierda.

Los datos son limitados en aquellos pacientes asintomáticos con fracción de eyección deprimida. Ellos indican que la mayoría justificará el reemplazo dentro de los 2-3 años, siendo la tasa media de inicio de los síntomas en estos pacientes superior al 25% anual. Sin embargo, si el paciente se torna sintomático, por disnea progresiva o por angina, la condición clínica por lo general se deteriora en forma rápida y la muerte súbita como consecuencia de la falla cardíaca puede ocurrir en los siguientes

4 años. Tasas de mortalidad de más del 10% al año se han reportado en pacientes con angina de pecho y más del 20% en aquellos con insuficiencia cardíaca (39-40). Por lo tanto es importante intervenir quirúrgicamente a los pacientes que demuestren deterioro progresivo de su función ventricular antes de que desarrollen cambios irreversibles en la anatomía y fisiología del ventrículo izquierdo (41). Las variables predictivas asociadas con mayor riesgo son la edad, los volúmenes de fín de sístole y de fín de diástole ventricular izquierdos y la fracción de eyección durante el ejercicio (42).

3.2.3. Objetivos del reemplazo valvular aórtico

Como ya fuera desarrollado, la hipertrofia ventricular izquierda en este grupo de pacientes con valvulopatía aórtica es un proceso de adaptación que compensa las altas presiones intracavitarias y reduce el stress parietal sistólico seguido por un aumento en la masa miocárdica. Sin embargo, a largo plazo, los cambios geométricos referidos se encuentran asociados a un incremento del riesgo de muerte súbita, falla cardíaca congestiva y stroke marcando la historia natural de la enfermedad. Luego del reemplazo valvular, la masa ventricular izquierda disminuye por regresión de la hipertrofia celular del miocardio y de la fibrosis intersticial. Este fenómeno, estudiado extensamente en el pasado, tradicionalmente ha sido considerado como un parámetro de correlación en términos de supervivencia y de calidad de vida de este grupo de pacientes.

De tal manera el objetivo de un reemplazo valvular aórtico será el alivio de los síntomas asociados a la corrección de su hemodinámica y la eventual normalización de la función ventricular. Es lógico aseverar que el mejor resultado se reflejará en aquel caso en que se permita el mayor AV posible de flujo con los menores gradientes residuales y en el ulterior contexto de la más efectiva regresión ventricular.

En el caso de las prótesis biológicas el área de flujo central y directo determina el performance valvular. Por consiguiente áreas valvulares y sus respectivos gradientes serán los vinculantes directos relacionados a la elección protésica. Una prótesis que asemeje la válvula nativa será más eficaz en el logro de este objetivo.

Para restaurar este flujo lo más cercano al de la válvula original, el cirujano se ve en la necesidad de seleccionar el dispositivo o sustituto más apropiado para cada situación.

3.2.4 Criterios para la selección protésica.

Las múltiples opciones disponibles para realizar los reemplazos valvulares, sumado a las variadas técnicas de implante y reparo o plásticas existentes, han contribuído al hecho de esclarecer mecanismos fisiopatológicos y de generar sustitutos para cada situación patológica .Sin embargo, esta diversificación protagoniza la actual dificultad para estandarizar los procedimientos quirúrgicos y comparar los resultados adquiridos a largo plazo con una misma estrategia. A pesar de las mejoras en los diseños protésicos valvulares, todavía en la actualidad debemos aceptar que el sustituto ideal no existe y que todas las válvulas del mercado actual presentan sus correspondientes limitaciones. La sustitución de una válvula nativa confronta la realidad de conocer las implicancias de generar en el paciente una enfermedad nueva (enfermedad valvular protésica) en donde se ven entremezclados los riesgos y los aciertos referidos a la elección del sustituto. El implante valvular ha tenido efectos beneficiosos y un gran impacto para los pacientes con enfermedad valvular cardíaca. Sin embargo los pacientes sometidos a reemplazo tienen menor expectativa de vida, en especial los jóvenes (43-44).Al no proporcionar una cura definitiva para el paciente, el recambio se ve afectado por las variables propias del huésped y aquellas relacionadas a la hemodinamia, durabilidad y trombogenicidad de la prótesis.

La combinación de un performance hemodinámico adecuado y cercano al nativo, asociado a una durabilidad a largo plazo sin elevados riesgos de eventos tromboembólicos o tratamientos anticoagulantes prolongados, definiría de alguna manera la prótesis ideal. Probablemente la búsqueda, aún no alcanzada, de tal sustituto ideal se convierta en la meta a alcanzar. Ya solamente la simple elección entre un sustituto mecánico, generalmente asociado a larga durabilidad y riesgo de tromboembolismo con anticoagulación permanente se contrapone y compensa a la elección de una bioprótesis con los beneficios de la no anticoagulación y el detrimento del fallo estructural y de la reoperación tardía.

Los resultados luego del recambio valvular en términos de sobrevida implican el estado funcional y la calidad de vida determinados principalmente por factores referidos al paciente como la edad, la función ventricular y otros factores comórbidos (7). Estos últimos especialmente contribuyen o son la causa del análisis de muerte y eventos no fatales, ambos muchas veces ignorados en las publicaciones (Tabla 1). Para encarar este paradigma y con el afán de comparar los resultados con diferentes dispositivos valvulares, es de ayuda distinguir tales aspectos referidos. De alguna manera implica el conocimiento de ensayos randomizados y prospectivos. Cuando se evalúa la sobrevida, es importante determinar la causa de muerte interpolando los eventos relacionados. Esta última consideración es esencial ya que como lo demuestran los trabajos randomizados del Veterans Affairs, el 43% al 63% de las muertes no estaban relacionadas con la prótesis valvular (45).

Tanto las válvulas mecánicas como biológicas han sufrido grandes avances en los últimos años y la sobrevida luego del reemplazo ha aumentado considerablemente. Los dispositivos mecánicos han mejorado las AV efectivas y los parámetros hemodinámicos con respecto a aquellas de primera generación. Similarmente las bioprótesis han sido refinadas mejorando sus soportes, formatos de anillos, áreas, procesos de preservación y técnicas quirúrgicas (por ejemplo los implantes supranulares) (46).

La elección valvular debería ser un proceso conjunto entre el cirujano, el cardiólogo y el paciente. Cada caso es importante y deberá ser tomado individualmente. Por un lado el cirujano determinará el tipo de sustituto teniendo en cuenta las características propias de cada válvula y los resultados plasmados en la literatura. La decisión final tendrá que ser discutida con el paciente, en especial en los jóvenes, donde la expectativa de vida juega un rol preponderante (43-47-44).

Para seleccionar un dispositivo tanto mecánico como biológico se

TABLA 1	**Factores determinantes de Resultados luego del reemplazo valvular.**
	• ***Década de la edad***
	• ***Otras enfermedades valvulares***
	• ***Complicaciones relacionadas con la prótesis***

• *Condiciones comórbidas*
➢ **Cardíacas:** **Disfunción ventricular, falla cardiaca, Clase functional NYHA III-IV, Coronariopatía, IAM, CRM previas, arritmias (ej. FA), hipertensión pulmonar, endocarditis.** ➢ **No Cardíacas:** **Disfunción renal, diálisis, diabetes, hipertensión, dislipemia, Sme. metabólico, tabaquismo, enf. Hepática, EPOC.**

(Extraído de "Choice of Prosthetic Heart Valve in Adults: An Update". Shahbudin H. Rahimtoola J. Am. Coll. Cardiol. 2010;55;2413-2426) .

IAM: Infarto de miocardio; CRM: Cirugía de revascularización miocárdica; FA: Fibrilación Auricular; EPOC: Enfermedad pulmonar obstructiva crónica.

deberían hacer algunas salvedades. Es difícil la comparación entre modelos y tamaños en ambos casos. El proceso de elección implica una diversificación de éstos que la dificultan. Las discrepancias existentes entre tamaños, modelos, diámetros externos e internos y medidores expendidos por los fabricantes obligan al análisis de cada caso en cuestión (48). De cualquier forma el criterio electivo en base al performance hemodinámico se encuentra relacionado a la capacidad de la prótesis de brindar el mejor AV efectiva, previniendo el desajuste protésico o "mismatch" y minimizando los gradientes transvalvulares para obtener la mejor sobrevida a largo plazo. En tal sentido esta problemática estará vinculada directamente al tamaño del anillo del paciente y a la relación entre los máximos diámetros protésicos que puedan ser implantados y el área o sección de flujo disponible. Las relaciones con el tamaño implicarán el análisis del proceso de endotelización y crecimiento de los tejidos (completado entre los 6-12 meses del implante) para minimizar el PPM (49). En forma generalizada nuevos sustitutos son superiores comparados con los de primera generación, mecánicos sobre biológicos con soporte (50) y sin soporte o "Stentless" comparados con las soportadas o montadas (51-52).

Todas las prótesis mecánicas deben asociarse a los requerimientos de la anticoagulación. La ventaja potencial de los sustitutos biológicos permite salvar dicho problema, por lo menos a largo plazo. Los trials randomizados de los años 70s comparando sustitutos mecánicos con biológicos son los que de alguna manera involucran las decisiones actuales (53-45). El deterioro estructural francamente observado en las bioprótesis y la significancia estadística favoreciendo a las válvulas mecánicas permiten cierta razonabilidad en indicar un sustituto mecánico en paciente menores de 65 años que no tengan contraindicación para ser anticoagulados. Salvo que necesiten o deseen evitar este tratamiento, la prótesis mecánica parecería ser la elección en los jóvenes. El injerto biológico será seleccionado cuando la anticoagulación no pueda ser realizada o bien referido a consideraciones relacionadas con el estilo de vida del paciente (33-54).

Las válvulas mecánicas aprobadas tienen hoy un seguimiento a 15-20 años con buenos resultados comparativos.Sin embargo hay una mayor tendencia en los últimos años a utilizar sustitutos biológicos y en especial en adultos más jóvenes. Por un lado los avances en los procesos de fijación de tejidos y tratamientos anticalcificantes permitieron mejorar la durabilidad a largo plazo. Por el otro el peso relativo que presentan los tratamientos anticoagulantes. Sin embargo todas las bioprótesis presentan el riesgo de deterioro estructural y la edad del paciente es el determinante más importante relacionado (45-55-56).

La obtención de datos evaluando el daño estructural ha sido dificultosa. Para un reemplazo aórtico, este deterioro es consistente a partir de los 8 años de la intervención. Posteriormente se observa un aumento marcado con efecto deletéreo en la sobrevida a 10 años (45-55). La incidencia parecería ser similar entre las bioprótesis porcinas, los homoinjertos y el autograft u operación de Ross (57).

Parecería sencilla la elección en el grupo de ancianos. Si un paciente de edad avanzada no espera vivir más de 10 años, el implante con bioprótesis se ubica en la mejor opción ya que éstas degeneran más lentamente en este subgrupo y además se evita el riesgo del tratamiento anticoagulante. Sin embargo y relacionado directamente con la mayor expectativa de vida, pacientes deberán ser reintervenidos con el consiguiente aumento de la mortalidad y morbilidad. El factor reoperación puede también ser dudoso, ya que el parámetro puede ser relacionado con otras causas no inherentes al deterioro estructural. De cualquier manera deberá ser evaluado sobre todo en los ancianos. La expectativa de vida luego de la cirugía a los 65 años es de 12 años y a los 75 años, de 7 años. El riesgo de deterioro pasa a ser del 18% al 5% respectivamente (47).

Grupos de pacientes sometidos a diálisis o aquellos consumidores de drogas pueden optar por el implante biológico. Tanto en la falla renal como en la hipercalcemia, la degeneración o el deterioro estructural prematuro implicarían el rechazo del injerto biológico, siendo equilibrado por la expectativa de vida más corta que estos pacientes presentan.

En ciertas circunstancias pacientes que reciben anticoagulantes pueden también ser candidatos a una bioprótesis. Muchos pacientes añosos reciben anticoagulación oral por indicaciones diversas como una fibrilación auricular con alto riesgo de fenómenos tromboembólicos pero también presentando alto riesgo de sangrado. En tales circuntancias la necesidad de discontinuar la terapia anticoagulante no se vería tan afectada como ante la presencia de un sustituto mecánico.

Según las guías de referencia, la indicación de una bioprótesis podrá ser referida cuando el paciente la prefiera (previo conocimiento de lo que ello implica), en los casos de tratamientos anticoagulantes no disponibles o incompletos); en aquellos de más de 65 años con expectativa limitada o en mujeres en edad gestacional (33-54-57).

Muchos subgrupos de pacientes aún son controvertidos y precisan de un manejo especial a la hora de ser evaluados. El manejo de aquellas mujeres en edad fértil que requieren el reemplazo de la válvula no está claro. La anticoagulación en el embarazo require una evaluación de riesgos y beneficios. Probablemente a una mujer joven que haya completado su familia le sea recomendada una válvula mecánica. Por otro lado el implante de una válvula mecánica será necesario con el concomitante riesgo de pérdida fetal o malformación y el riesgo materno de hemorragia periparto. El riesgo de embriopatía por warfarina se estima entre el 4-10% y es dosis dependiente (58-59).El uso de heparina durante el primer trimestre evitando la embriopatía parecería una estrategia segura. Estás se encuentran representadas en las recomendaciones europeas y americanas (54-60).

Dentro del grupo de bioprótesis que requieren total o parcialmente el tratamiento de la raíz aórtica deberíamos incluir los homoinjertos, las llamadas válvulas sin soporte o "stentless", y el autograft o procedimiento de Ross.

En el esfuerzo por mejorar la hemodinamia valvular y la durabilidad, el concepto de "stentless" es desarrollado. Usualmente ofrecen parámetros de área valvular efectiva y bajos gradientes muy cercanos a los de una válvula nativa y por consiguiente a la espera potencial de una respuesta ventricular acorde, con significativa reducción de la masa ventricular y durabilidad probablemente similar o mejor que aquellas biológicas con soporte. Estas características podrían de alguna manera soportar la indicación de implante en un subgrupo de pacientes con anillos valvulares pequeños para minimizar el PPM. De la misma manera la resultante de bajos gradientes transvalvulares y mayores AV cobra importancia en pacientes con disfunción ventricular, donde estos datos adquieren relevancia a la hora de determinar los resultados postoperatorios. Si bien es cierto que el tipo de implante es más demandante, parecería no influenciar los resultados posteriores con similar mortalidad perioperatoria con respecto a las biológicas con soporte (61-62). Sin embargo, cuán relevante es todo esto en la práctica diaria en la mayoría de los pacientes, es aún materia de estudio.

La hipótesis de mayor durabilidad por la ausencia de soporte (provocador de stress tisular) aún no ha sido probada y el número de pacientes reoperados por degeneración estructural reportados actualmente es muy bajo.

Los riesgos de la anticoagulación se ven influenciados por la intensidad del tratamiento y la tendencia de la población a presentar complicaciones asociadas. Todos los pacientes con sustitutos valvulares presentan el riesgo de fenómenos tromboembólicos, incluyendo la obstrucción valvular. Este evento supone ser relacionado directamente con la válvula hasta probarse lo contrario. Un trombo en la prótesis puede o no ser detectado por la ecocardiografía. Su ausencia no certifica o descarta su relación. El riesgo es más pronunciado en los tres primeros meses de cirugía y en las prótesis mecánicas. Factores concomitantes del paciente como la FA, la disfunción severa ventricular, los estados de hipercoagulación, incrementan el riesgo. Por todo ello la tasa de trombogenicidad como indicador de riesgo se comporta como un dato poco fidedigno. Recomendaciones para las terapias antitrombóticas son basadas en el tipo y posición protésica y en los factores de riesgo asociados (63-54).

Basados en estas apreciaciones y teniendo en cuenta las preferencias de cada paciente, aquel adulto joven soportará la misma mortalidad en un reemplazo valvular, sea mecánico o biológico (64-65), pero podrá elegir entre una reoperación con el transcurrir de los años o la mayor morbilidad relacionada con el injerto mecánico limitando su estilo de vida para mantener un aceptable riesgo relacionado (66).

Si bien la información recabada desde trials randomizados o estudios observacionales es en parte incompleta, la necesidad de realizar recomendaciones clínicas para tomar decisiones debe ser documentada (33-54). Mientras tanto la experiencia y la capacidad del cirujano seguirán influyendo los resultados obtenidos (54). A modo de resumen la figura 12 ilustra el algoritmo propuesto por Rahimtoola para la elección de una prótesis valvular.

3.2.5. Indicaciones para el reemplazo valvular aórtico

Indicaciones para el reemplazo valvular aórtico en la Estenosis Aórtica

Las indicaciones para el reemplazo o reparo valvular que se encuentran detalladas corresponden a las recomendaciones del American College of Cardiology del año 2006 (33).No cabe duda que en los casos de pacientes con estenosis aórtica severa, calcificada, y sintomática, el único tratamiento eficaz es el reemplazo valvular. Para los pacientes asintomáticos, deberá prestarse especial atención a la historia natural de aquellos y a los riesgos operatorios y resultados luego del procedimiento.

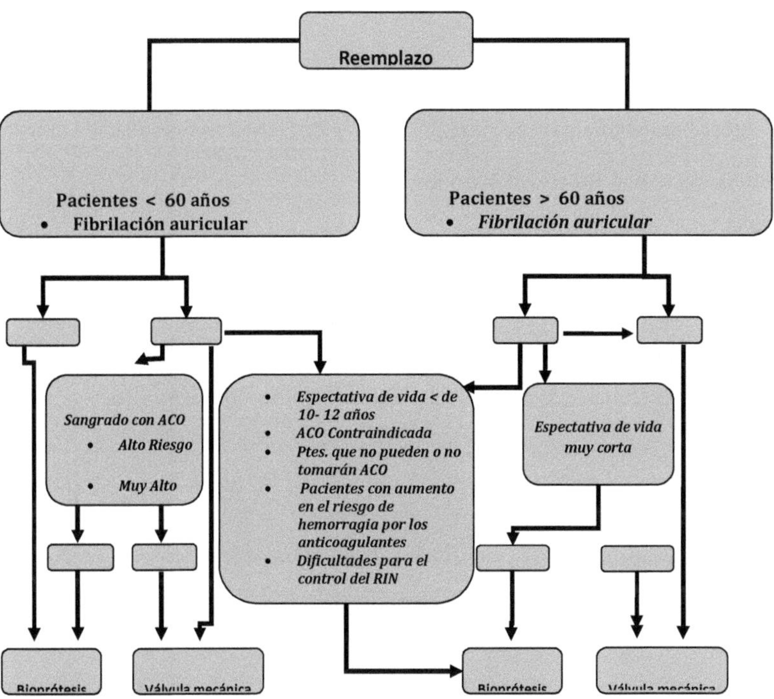

Fig.12 - Algorritmo para la elección de la prótesis valvular. (Adaptado y modificado de Rahimtoola. "Choice of prosthetic heart valve for adult patients". J Am Coll Cardiol 2003; 41:893–904.)

RIN: Cociente Internacional Normalizado. (International Normalized Ratio); ACO:Anticoagulantes orales

Clase I

1. Pacientes sintomáticos con EA severa (nivel de evidencia: B)

2. Pacientes con EA severa sometidos a cirugía de revascularización coronaria (CRM) (Nivel de evidencia: C)

3. Pacientes con EA severa sometidos a cirugía de la aorta o de otras válvulas cardíacas. (Nivel de evidencia: C)

4. Recomendado para pacientes con EA severa y disfunción sistólica del VI (fracción de eyección < al 0,50). (Nivel de evidencia: C)

Clase IIa

Es razonable para pacientes con EA moderada sometidos a cirugía de revascularización miocárdica, de la aorta o de otras válvulas cardíacas. (Nivel de evidencia: B)

Clase IIb

1. Pacientes asintomáticos con EA severa y respuesta anormal al ejercicio (por ejemplo, desarrollo de los síntomas o hipotensión asintomática). (Nivel de evidencia: C)

2. Pacientes adultos con EA severa asintomática con alta probabilidad de rápida progresión (edad, calcificación o enfermedad coronaria) o si la cirugía podría retrasar el momento de aparición de los síntomas. (Nivel de evidencia: C)

3. Pacientes sometidos a CRM que presentan EA leve pero existiendo una evidencia, como ser una calcificación valvular moderada a severa, que la progresión puede ser rápida. (Nivel de evidencia: C)

4. Pacientes asintomáticos con EA extremadamente severa (AV < de 0,6 cm^2, gradiente superior a 60 mm Hg, y jet superior a 5,0 m por segundo de velocidad) cuando la mortalidad quirúrgica esperada sea de 1,0% o menor. (Nivel de evidencia: C)

Clase III

El reemplazo valvular no es útil para la prevención de muerte súbita en pacientes asintomáticos con EA quienes no tengan ninguna de las recomendaciones figuradas en los apartados IIa / IIb . (Nivel de evidencia: B)

Indicaciones para el reemplazo valvular aórtico en la Insuficiencia Aórtica

Las indicaciones para el reemplazo o reparo valvular que se encuentran detalladas corresponden a las recomendaciones del ACC del año 2006.Cabe destacar si bien la mayoría de los pacientes con Insuficiencia aórtica severa serán intervenidos, se destaca la mayor experiencia en la realización de reparación valvular en grupos seleccionados de pacientes, demostrando resultados equivalentes a las de un reemplazo valvular **(33).**

Clase I

1. Pacientes sintomáticos con IA severa independiente de la función ventricular sistólica izquierda (Nivel de evidencia: B)

2. Pacientes asintomáticos con IA severa y disfunción ventricular sistólica izquierda (fracción de eyección < 0.50) en reposo (Nivel de evidencia: B)

3. Pacientes con IA severa crónica sometidos a cirugía de revascularización miocárdica, sobre la aorta o sobre otras válvulas cardíacas (Nivel de evidencia: C)

Clase IIa

Es reasonable para pacientes asintomáticos con IA severa y función ventricular sistólica izquierda normal (fracción de eyección > de 0.50) pero con severa dilatación (diámetro de fin de diástole > de 75 mm o de fin de sístole > de55 mm) (Nivel de evidencia: B)

Clase IIb

1. Considerada en pacientes con IA moderada sometidos a cirugía de la aorta ascendente. (Nivel de evidencia: C)

2. Considerada en pacientes con IA moderada sometidos a cirugía de revascularización miocárdica (Nivel de evidencia: C)

3. Considerada en pacientes asintomáticos con IA severa y normalfunción ventricular izquierda en reposo (fracción de eyección > de 0.50) cuando el grado de dilatación ventricular exceda un diámetro de fin de diátole de 70mm o de fin de sístole de 50mm, cuando hay evidencia de dilatación progresiva ventricular izquierda, disminución de la tolerancia al ejercicio, o respuesta hemodinámica anormal (Nivel de evidencia: C)

Clase III

El reemplazo no está indicado para los pacientes asintomáticos con leve, moderada o severa IA y normal función ventricular sistólica izquierda en reposo (fracción de eyección > de 0.50) cuando el grado de dilatación no es moderado o severo (diámetro de fin de diástole < 70 mm o de fin de sístole < de 50 mm) (Nivel de evidencia: B)

3.3. La evaluación valvular aórtica

El concepto de evaluación valvular

Las múltiples opciones disponibles en el mercado para la realización de un reemplazo valvular, sumadas a las variadas técnicas de implante y de reparo, han contribuido al hecho de esclarecer mecanismos fisiopatológicos y de generar sustitutos para cada situación patológica. Sin embargo, esta diversificación protagoniza la actual dificultad para estandarizar los procedimientos quirúrgicos y comparar los resultados adquiridos a mediano y largo plazo con una misma estrategia. Todas las relaciones existentes entre prótesis, tamaños de manufactura, diámetros interno y externo y áreas de trabajo según cada dispositivo tanto in vitro como in vivo, son fieles ejemplos de la variabilidad en la obtención del mejor injerto para cada situación. Por otro lado las comparaciones entre distintos tipos bioprotésicos comercialmente disponibles han sido inseguras debido en parte a la gran variedad de parámetros para ser evaluados. Dichos parámetros, en algunas ocasiones muy complejos, son sesgados a menudo por las empresas de manufactura en el afán de incluir en el mercado un determinado sustituto valvular y de atribuir, en algunas situaciones, beneficios improbados. Ante esta situación el cirujano de alguna manera se encuentra obstaculizado debido a la alta complejidad de los parámetros a evaluar y a la información abstracta de datos referidos en tablas o en algoritmos previamente determinados.

Por lo general, el tamaño indicado de una prótesis se refiere al diámetro exterior del anillo valvular, en milímetros. A causa de significativas variaciones en los tamaños declarados por convención, la comparación de los distintos tipos de válvulas se torna más difícil. En ciertas ocasiones el anillo aórtico de un paciente determinado no corresponde o bien presenta diferencias sustanciales con respecto al tamaño valvular manufacturado. Estudios comparativos del tamaño valvular in vivo y en vitro ponen de manifiesto estas discrepancias (67). Siendo el objetivo final de la sustitución valvular el reemplazo por un injerto competente y sin estenosis, la identificación de indicadores confiables parece ser obligatoria con el fin de esclarecer y relacionar la elección protésica con cada variable de paciente permitiendo concebir y comparar mejores resultados a largo plazo. El desconocer las implicancias clínicas existentes entre la falta de correlaciones válidas lleva consigo la aceptación de un significativo compromiso hemodinámico y de un empeoramiento de su status clínico en el tiempo. La elección de la más adecuada prótesis teniendo en cuenta estas relaciones sigue siendo en la actualidad motivo de debate (68).

Desde siempre la valoración hemodinámica valvular estuvo básicamente vinculada a las áreas valvulares y sus gradientes postoperatorios (69-31).El nivel de trabajo cardíaco adecuado que se logra mediante un gradiente de presión transvalvular correcto y el volumen de regurgitación mínimo aceptable, debe ser el resultado del esfuerzo por conseguir la menor pérdida de energía derivada del pasaje de flujo a través de la prótesis asociada a la eliminación de la estasis o turbulencia, datos indispensables para reducir el grado de trombogénesis y hemólisis. Si bien ningún sustituto protésico puede lograr la eficiencia de una válvula normal, el índice de función protésica deberá guardar una relación directa con estos parámetros de la forma más ventajosa.

3.3.1. La ecocardiografía como estudio preponderante

Tanto la ecocardiografía transtorácica (TT) como transesofágica (ETE) son los elementos diagnósticos más valiosos para la búsqueda y el análisis de las características funcionales y estructurales de las válvulas cardíacas. Este método incruento de evaluación con alto grado de certeza en manos experimentadas, determina parámetros esenciales a la hora de determinar los rasgos anatómicos del paciente y aposicionarlos a los diferentes tipos de válvulas protésicas. La evaluación en los casos de prótesis valvulares cardíacas es mucho más exigente, tanto para realizar como para interpretar, en comparación con la evaluación de válvulas nativas. La aparición de un nuevo soplo o de nuevos síntomas de insuficiencia cardíaca congestiva en un paciente con prótesis valvular debe dar lugar en breve a un estudio transtorácico o, si está indicado, a una evaluación por ETE.

Todas las válvulas protésicas son propensas a la disfunción. Por ello la evaluación de forma completa será necesaria para comprender los efectos hemodinámicos relacionados a la función y disfunción correspondiente. Esto incluye la obtención de la información clínica pertinente y de la capacidad del ecocardiografista para poder interpretar estos resultados.

Por su diseño, casi todas las válvulas de reemplazo son obstructivas en comparación con el normal de las válvulas nativas. El grado de obstrucción varía con el tipo y el tamaño de la válvula. Por lo tanto, puede ser difícil de diferenciar esta hemodinámica obstructiva debido a la concepción valvular y su diseño de aquellos mecanismos de obstrucción leve observados en vivo y relacionarlos con el PPM en cada caso particular. Altas velocidades de flujo pueden generar dudas durante un exámen de control. Sin embargo dichas velocidades por sí solo no son pruebas de obstrucción protésica intrínseca pudiendo ser secundarias a altos flujos o a fenómenos de desajustes relacionados con la prótesis y el paciente. Más aún, gradientes elevados pueden ser falsamente elevados en presencia de prótesis mecánicas bivalvas debido a la presión de recuperación a nivel valvular. Por contrario, bajos gradientes de velocidad pueden presentarse en pacientes con disfunción protésica y bajo gasto cardíaco. Por otro lado los patrones de regurgitación fisiológica varían con el diseño de la válvula de reemplazo. La mayoría de las válvulas mecánicas y muchas biológicas se encuentran asociadas a triviales o leves regurgitaciones transprotésicas. Debido a fenómenos de artefacto, los jets de regurgitación asociados a la válvula pueden ser de difícil interpretación. Vistas ecográficas fuera de los ejes convencionales pueden ser necesarias.

La ecocardiografía puede identificar el tipo valvular protésico, aunque la identificación precisa puede ser a veces dificultosa. Las válvulas mecánicas tienen un patrón específico de de ecos que pueden ayudar a la identificación, ya sea como un sustituto de bajo perfil (las típicas monodisco o bivalvas) o de alto perfil (Starr-Edwards de bola y jaula).La comparación de tamaños sufre variaciones importantes debido a la falta de concordancia previa de manufactura **(67).**En el caso de las válvulas aórticas, existen diferencias relacionadas a la forma de implante que deberán ser reconocidas por el ecocardiografista. La posición de implante podrá ser intra-anular, parcialmente supra-anular, o totalmente supra-anular. El implante supra-anular está diseñado para maximizar las áreas de flujo disponible.

Tanto la valoración hemodinámica como la de las imágenes en su conjunto, aportarán los elementos necesarios para ser correlacionados con el interrogatorio y la clínica en el intento de comprender la fisiopatología de la válvula nativa y protésica (68). Parámetros cualitativos y semicuantitativos deberán ser tomados en cuenta de forma integral. Para la valoración hemodinámica valvular aórtica, las medidas necesarias para conocer la funcionalidad valvular son el análisis de las áreas y del orificio efectivo (EOA) realizado por la ecuación de continuidad y el índex de velocidad doppler (DVI).Deberán ser evaluados los gradientes de velocidad (pico y medio) y el contorno del velocidad del jet. La valoración de las velocidades del flujo a través de las válvulas protésicas es similar a las utilizadas en la evaluación de la estenosis de la válvula nativa o de la regurgitación. Esto incluye la onda de doppler pulsátil y contínua y del doppler color, utilizando varias ventanas para una grabación óptima y minimizar la angulación entre el haz de doppler y la dirección del flujo. En los casos de regurgitación o insuficiencia protésica, la evaluación de la gravedad es más dificultosa que con las válvulas nativas, debido a la alta prevalencia de insuficiencia paravalvular y chorros excéntricos. Mediciones cuantitativas, incluyendo el volumen y fracción de regurgitación deberán ser realizadas. El uso de doppler color aportará datos precisos a la hora de definir el grado de la regurgitación. Una evaluación de los componentes del jet (convergencia, vena contracta, extensión hacia el tracto ventricular izquierdo), su origen, y su dirección son necesarias. Con las válvulas protésicas, el ancho de la vena contracta como parámetro de gravedad puede ser de difícil medición precisa en el eje largo. Mediciones del cuello del jet en un de eje corto, a nivel del anillo protésico, permite la determinación de la extensión circunferencial de la regurgitación en el caso de la insuficiencia paravalvular como medida semicuantitativa de la gravedad. Como una guía aproximada, <10% de la costura del anillo sugiere leve, 10%

a 20% indica moderada y > 20% sugiere grave fuga. En presencia de balanceo protésico la asociación generalmente será de más del 40% de dehiscencia (69). Las imágenes ecocardiográficas incluirán la medición estandarizada de las cavidades cardíacas incluyendo el tamaño, el espesor y masa de la pared ventricular y los índices de función sistólica y diastólica. Es recomendable realizar las mediciones de la raíz aórtica y aorta ascendente. La tabla 2 de alguna manera sintetiza lo expuesto.

Un capítulo aparte que merece ser comentado es la evaluación

Doppler echocardiographic evaluation of prosthetic aortic valves

	Parameter
Doppler echocardiography of the valve	Peak velocity/gradient Mean gradient Contour of the jet velocity; AT DVI EOA Presence, location, and severity of regurgitation
Pertinent cardiac chambers	LV size, function, and hypertrophy

Tabla2: Evaluación por ecocardiografía de la prótesis aórtica

(Extraído de Recommendations for Evaluation of Prosthetic Valves With Echocardiography and Doppler Ultrasound. J. Am. Society of Echocardiography. 2009, 22(9):975-1014)

ecográfica de la función protésica en stress. Ante la presencia de hallazgos equívocos en reposo, se requiere información adicional para caracterizar las respuestas normales de cada prótesis. La ecografía con esfuerzo debe ser considerada en aquellos pacientes con síntomas de esfuerzo y con un diagnóstico no claro. El objetivo es poner a prueba la disfunción protésica, o bien una enfermedad coronaria coexistente. El ejercicio con bicicleta en posición supina y la dobutamina son los más utilizados. La dobutamina produce un gran incremento de la presión media en relación al flujo transvalvular, en pacientes con estenosis aórtica severa. De acuerdo a esto, el área valvular aórtica permanece anormalmente baja, indicando una verdadera estenosis aórtica.

La principal limitación de la utilización de ecocardiográfica es la presencia de ecos acústicos desatando sombras debido al material protésico. Sin embargo las evaluaciones del tamaño de las cámaras, espesor de la pared y de la función sistólica no están por lo general afectadas por la presencia de la prótesis. La obtención de imágenes en dos dimensiones de las válvulas en posición aórtica es más complejo de lo que la obtención de tales imágenes en la posición mitral. La sonda transtorácica delineará el lado ventricular de la válvula protésica mientras que una sonda transesofágica evaluará el lado auricular.

Indices cuantitativos de la función valvular (EOA – DVI)

Los índices cuantitativos de la función valvular menos dependientes del flujo analizados por ecocardiografía-doppler son el cálculo del área valvular efectiva (EOA) y el Indice de Velocidad Doppler (DVI). Como ya expresáramos en párrafos anteriores, el área valvular efectiva del orificio protésico (EOA) calculada por la ecuación de continuidad es el mejor índice de función valvular, mucho más que el gradiente único. Es el parámetro menos dependiente del flujo y por lo tanto se recomienda en la evaluación de la función protésica. Sin embargo, su utilidad se encuentra vinculada a la existencia de potenciales errores de medición por subestimación, sobreestimación o variación biológica. Como ya fue expresado, depende del tamaño de la válvula insertada y, por lo tanto, se debe hacer referencia al tamaño de una válvula en particular. Para una válvula de cualquier tamaño, una estenosis significativa es sospechada cuando su AV es $<0{,}8\ cm^2$. Sin embargo, para los tamaños valvulares más pequeños, esto todavía puede ser normal, especialmente para las válvulas bivalvas por el efecto de la recuperación de presión. En estas situaciones el tamaño valvular es determinante y una comparación de estudios postoperatorios basales puede ser de gran ayuda.

Basados en las fórmulas para el cálculo de área: EOA = (área TSVI x VTI TSVI)/VTI Ao, el área de sección transversal del TSVI justo por encima de la prótesis sufre discrepancias significativas en las mediciones a calcular. El cálculo del área del TSVI, que normalmente se estima mediante ecocardiografía bidimensional (Eco-2D) a partir del diámetro obtenido desde un plano de eje largo desde la proyección paraesternal presume una definición de estructura perfectamente circular.

Algunas de estas variaciones observadas en el cálculo in vivo pueden ser explicadas por la influencia de la geometría del Tracto de salida del ventrículo izquierdo (TSVI).El efecto de la geometría subvalvular sobre el tamaño de la vena contracta juega un papel preponderante. Un estrechamiento gradual favorece una vena contracta más larga comparada con un estrechamiento abrupto (70). Variaciones anatómicas en relación a la orientación del anillo y de los esfuerzos del cirujano para utilizar la prótesis de mayor diámetro pueden resultar en una posición oblicua relacionada con la dirección del flujo. Esto reducirá el área correspondiente y podría explicar parcialmente las variaciones observadas en vivo. Ante la presencia de EOAs similares en válvulas con diseños diferentes, los gradientes y las presiones de recuperación podrán ser diferentes. Otros errores en la determinación son los relacionados con la angulación en los registros doppler. Por lo tanto, estos hallazgos previamente detallados indicarían que el cálculo de las áreas efectivas también sería de limitado valor a la hora de evaluar hemodinámicamente una válvula implantada. El uso de valores de referencia in vivo extraídos de previas investigaciones y valores especificados por tamaño y modelo valvular adquiridos de la manufactura podrían ser elementos complementarios en la detección de la disfunción valvular (71).

La mayor fuente de variabilidad es la medición del TSVI. Si el ETE se lleva a cabo, se ofrece una excelente oportunidad para obtener esta medición.

En la tabla 3 pueden observarse las principales causas de variación en el cálculo de áreas efectivas.

Cause for variation	Result
True biologic variation in EOA within the same valve size group	
Subvalvular geometry might influence the size of the vena contracta	Decrease in EOA
Tilting of the prosthesis	Decrease in EOA
Orientation of the monoleaflet	Decrease in EOA
Errors in measurement	
Incorrect LVOT area	Overestimation or underestimation of EOA
Angulation error in V_{LVOT}	Underestimation of EOA
Angulation error in V_{Peak}	Overestimation of EOA
Prerequisites of the continuity principle not fulfilled	
Nonuniformity in subvalvular velocity profile	Overestimation or underestimation of EOA
Nonuniformity in prosthetic velocity profile	Underestimation of EOA

EOA, Effective orifice area; *LVOT*, left ventricular outflow tract; V_{LVOT}, blood velocity in the left ventricular outflow tract; V_{Peak}, peak velocity.

Tabla 3: Causas de variación en el cálculo de EOAs.

(Extraído de "Assessment of effective orifice area of prosthetic aortic valves with Doppler echocardiography: An in vivo and in vitro study."J Thorac Cardiovasc Surg 2001;122:287-95)

Indice de Velocidad por Doppler (DVI)

Una simplificación de la ecuación de continuidad es el índice de la velocidad doppler (DVI).Se lo puede definir como una relación dimensional de la velocidad proximal en el tracto de salida ventricular izquierdo y la velocidad del flujo a través de la prótesis donde: DVI = Veloc.TSVI/ Veloc. PrAV (72).

Este índice no se basa en las mediciones del TSVI e incorpora el efecto del flujo sobre la velocidad a través de la válvula siendo mucho menor dependiente del tamaño valvular .Por lo tanto, puede ser razonable su utilidad para la detección de la disfunción valvular, sobre todo cuando el área del TSVI no puede ser obtenida o bien el tamaño de la válvula se desconoce. Parte de la razón de porqué el DVI es menos dependiente del tamaño valvular se encuentra soportado en la relación existente entre el tamaño valvular aórtico y el área de sección transversal del TSVI. Cuan mayor sea el área del orificio del tracto de salida, mayor será el tamaño de la válvula que pueda ser implantada. El valor de DVI es siempre menor que la unidad. Valores de DVI <0,25 son altamente sugestivos de obstrucción significativa valvular. Al igual que el cálculo de las áreas, el DVI no se ve afectado por condiciones de alto flujo, mientras que los gradientes y la velocidad de la sangre lo son (Fig).

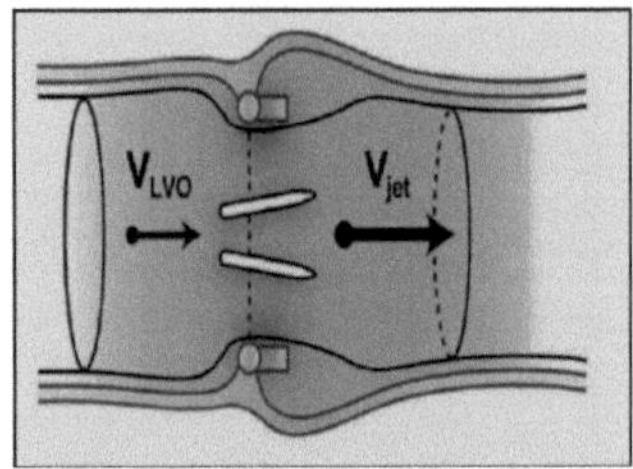

Fig. 13 -Concepto de Indice de Velocidad por Doppler (DVI). La velocidad a través de la prótesis es acelerada desde el tracto TSVI. DVI es la relación entre la velocidad en el TSVI y la del flujo a través de la prótesis. ***(Estraído y modificado de Recommendations for Evaluation of Prosthetic Valves With Echocardiography and Doppler Ultrasound).***

Gradientes y velocidades

La velocidad de la sangre a través de una válvula protésica depende de varios factores, incluyendo el flujo y el tamaño y tipo de válvula. La ecuación de

Bernoulli simplificada ha sido la clave para el cálculo no invasivo de los gradientes de presión a través de todas las válvulas cardíacas, incluyendo válvulas protésicas (73).

Los gradientes se encuentran representados como 4. V^2, donde V es la velocidad del jet en metros por segundo. En los pacientes con prótesis aórticas y de alto gasto cardíaco o estrechez del TSVI, la velocidad proximal a la prótesis puede ser elevada y por lo tanto no despreciable (> 1,5 m / s). En dichas situaciones la estimación de los gradientes de presión es más precisa considerando la velocidad proximal de la prótesis como $P = 4\ (V2^2\ -\ V1^2)$. Los valores doppler de velocidad a través de una válvula protésica generalmente se asemejan a aquellos de una estenosis nativa leve. Con estenosis valvulares cada vez mayores, una mayor velocidad y pendiente se observa, con mayor duración de la eyección y más retraso pico de la velocidad durante la sístole. Si la velocidad en el TSVI es > 2 m / s, la sospecha de una obstrucción dinámica o fija existe y en esta situación, la pendiente estimada a través de la prótesis deberá reflejar que se trata de un gradiente combinado. Para reducir al mínimo este error, la evaluación con doppler contínuo deberá llevarse a cabo, de forma similar a la estenosis aórtica nativa y a partir de múltiples vistas o posiciones con el transductor.

En referencia a las "stentless", se han observado caídas significativas de los gradientes valvulares en el postoperatorio temprano, sobre todo con el implante subcoronariano, asociada al correspondiente incremento en área del orificio valvular. Probablemente esto sea debido a la remodelación del TSVI. La caída de la pendiente es más dramática en los primeros 3 a 6 meses después de la cirugía, pero en algunos casos se puede percibir hasta 3 años después. En los reemplazos completos de raíz, las pendientes son muy bajas desde el principio y permanecen de esa manera. La media de los gradientes de un solo dígito es típica en todos los casos menos en los tamaños más pequeños valvulares.

Imágenes

El uso de las imágenes ecocardiográficas permitirá la realización de las medidas correspondientes según normas de estandarización (74).En el caso de las prótesis valvulares se permitirá la identificación del anillo de sutura y su calcificación, los mecanismos de oclusión o de restricción de la motilidad valvular en su apertura y cierre y el área circundante. Las valvas de tejido deberían presentarse con movimiento irrestricto. El movimiento oscilante de una válvula de reemplazo es casi siempre un signo de dehiscencia a nivel del anillo y en general acompañado de un jet regurgitante. Imágenes en tiempo real son más propicias para una correcta visualización.

Como ya expresáramos anteriormente, las válvulas sin soporte o "stentless" fueron concebidas para aumentar el AV y con el propósito de disminuir las tensiones en las cúspides, conduciendo a una mayor durabilidad y menor trombosis. Al igual que los homoinjertos, los hallazgos postoperatorios en este tipo valvular pueden ser indistinguibles de una válvula nativa. Estas entidades pueden ser corroboradas en la revisión de los estudios intraoperatorio y postoperatorio. En los implantes subcoronarianos, pequeños jets de regurgitación paravalvular pueden ser observados con frecuencia. En la mayoría de las veces se han reportado resoluciones completas en el postoperatorio temprano. En aquellos casos de reemplazo completo de raíz, se produce un patrón de flujo y aspecto macroscópico natural donde a veces el único indicio de su carácter de bioprótesis es la presencia de una pared más gruesa en la raíz aórtica. Este engrosamiento como consecuencia de un hematoma y edema luego de la inserción valvular inicialmente puede ser confundido con un absceso, pero en general se resuelve entre los 3 y 6 meses. Sin embargo un leve engrosamiento puede ser el primer signo de fracaso primario de una válvula biológica y es una señal para seguir al paciente estrechamente (75).

Por último, en pacientes con o sin antecedentes de endocarditis infecciosa, la búsqueda de formaciones o de un absceso en la región de la válvula protésica y del anillo de sutura debe llevarse a cabo. Muchas de estas anomalías son mejor observadas con la visión transesofágica. Vistas paraesternales podrán estar dirigidas a delimitar correctamente el TSVI permitiendo determinar su diámetro y por ende el volumen de stroke y el AV. Se podrán utilizar vistas modificadas (menor dirección paraesternal) evitando el artefacto que la válvula produce y lejos del TSVI. En forma global se incluirán las mediciones estandarizadas del tamaño de las cámaras cardíacas, la pared del ventrículo izquierdo con su espesor y masa y los índices de función sistólica y diastólica (74).

Mediciones de la raíz aórtica y de la aorta ascendente se recomiendan. Un enfoque integrador será necesario a la hora de evaluar la insuficiencia valvular protésica y la identificación de las fugas o leaks valvulares y paravalvulares.

Consideraciones de la ecocardiografía intraoperatoria

La complejidad de los recambios o reparos valvulares ha permitido, y aún obligado, el uso de técnicas de diagnóstico ecocardiográfico intraoperatorio. Esta modalidad se ha tornado muy eficiente y valiosa en pacientes sometidos a este tipo de cirugía. Aunque los criterios para la evaluación son similares, los pacientes tratados intraoperatoriamente merecen especial consideración.

El entorno quirúrgico presenta múltiples y diferentes desafíos. Desde el período previo a la derivación cardiopulmonar donde normalmente se relaciona la precarga reducida y la depresión miocárdica que acompaña a la anestesia, hasta la posterior ventilación con presión positiva. La fase post-bypass, inestable, durante el cual se realizan cambios frecuentes en la precarga y la poscarga, se asocia al uso variado de fármacos inotrópicos y cronotrópicos. Factores como el gasto cardíaco post-circulación extracorpórea, la hemodilución relacionada, altas velocidades subvalvulares y el PPM podrían contribuir a la búsqueda de elevados gradientes. Todos estos tiempos deberán ser evaluados para comprender los cambios producidos en la función de la válvula protésica.

La ecocardiografía proporcionará información apropiada para el cirujano en relación con el tamaño del anillo valvular y en la consecuente selección de la válvula protésica y la determinación del movimiento apropiado de valvas por flujo doppler color excluyendo la presencia de fugas o "leaks" paravalvulares. Podrá ser evaluada la presencia de "mismatch" geométrico valvular en relación al anillo o tejido perianular, resultando en insuficiencia debido al tamaño relativamente pequeño de la válvula (en especial válvulas sin soporte). Cualquier grado de IA moderada o severa necesitará ser corregida quirúrgicamente de inmediato ántes de salir de los quirófanos. Complicaciones como la mala motilidad de las valvas mecánicas, dehiscencias valvulares o disfunción de las válvulas adyacentes, podrán ser detectadas requiriendo inmediata corrección.

Debido a los cambios ocasionados por el fenómeno de la circulación extracorpórea, los gradientes de presión a través de un nuevo asiento valvular inicialmente pueden ser anormalmente altos, especialmente en la posición aórtica.

Deberá ser siempre impulsada la búsqueda de causales mecánicas de obstrucción valvular, tales como velos de una válvula atascada o trombo oclusivo. Si la evaluación demuestra signos ecocardiográficos sin aparente causa mecánica, la cirugía puede continuar según lo previsto y el performance valvular podrá ser revalorado luego de la intervención.

Con referencia a la ecocardiografía transesofágica (ETE), es en la actualidad un instrumento casi imprescindible. Su uso se encuentra asociado con la sala quirúrgica y en los casos dudosos o de dificultosa técnica transtoráxica. Es de común acuerdo la evaluación por ETE luego de la sustitución valvular nativa, como parte integral de la evaluación en cirugía cardíaca no valvular o bien ante la presencia de reoperaciones con probable disfunción valvular protésica. El ETE se encuentra más relacionado a la evaluación de la estructura protésica valvular y al diagnóstico de las complicaciones asociadas, incluyendo la IA. Es estos casos se identifican y delinean los mecanismos de la regurgitación como también complicaciones tales como la presencia de masas o trombos. La formación de "leaks" o fugas posteriores pueden ser mejor observadas al igual que la extensión de una dehiscencia. Una vista con eje largo puede ser de utilidad para evaluar la gravedad de la regurgitación en base al ancho del jet y su relación con el TSVI.

La Sociedad Americana de Anestesiología ha recomendado el estudio ETE como una indicación de categoría II en pacientes sometidos a cirugía valvular. Tanto el ACC como la AHA recomiendan en la actualidad las prácticas de ETE como indicación clase 1 en aquellos pacientes sometidos a reemplazo valvular con prótesis xenoinjerto sin stent, homoinjerto o autoinjerto (63). Estas recomendaciones se ven extendidas por la Asociación Americana de Anestesiología quien indica el ETE intraoperatorio como categoría II en pacientes con indicación de cirugía valvular (76).

Evaluación ecográfica en las complicaciones valvulares protésicas.

La identificación de la disfunción valvular postoperatoria merece un capítulo aparte por ser extremadamente dependiente de las condiciones clínico-ecocardiográficas y estar relacionada directamente al seguimiento a mediano y largo plazo (77).

La tabla 4 las ejemplifica:

Early and late complications of prosthetic valves
PPM
Geometric mismatch
Dehiscence
Primary failure
Thrombosis and thromboembolism
Pannus formation
Pseudoaneurysm formation
Endocarditis
Hemolysis

Tabla 4: Complicaciones tempranas y tardías de las prótesis valvulares

(Extraído de Zoghbi WA. Recommendations for Evaluation of Prosthetic Valves With Echocardiography and Doppler Ultrasound. J Am Society of Echocardiography Vol 22. 9: 975-1013).

La disfunción valvular temprana luego de la cirugía generalmente se encuentra relacionada con problemas técnicos durante la cirugía o una infección temprana. Fugas paravalvulares son más frecuentes tras el desbridamiento de calcio, reoperaciones, reconstrucciones del anillo y en pacientes de edad avanzada. Las fugas tempranas suelen ser leves y pueden no ser detectadas clínicamente o por ETE. Los desajustes o mismatch geométricos son complicaciones cada vez más reconocidas en la sustitución valvular. El tromboembolismo protésico es raro en ausencia de una coagulopatía o de una anticoagulación insuficiente y la endocarditis aguda ocurre en <1% de los pacientes reduciéndose su probabilidad con el uso de antibióticos perioperatorios.

La incidencia y la naturaleza de la disfunción valvular tardía varían con el tipo de prótesis, su durabilidad, trombogenicidad y a factores propios del paciente.

Todas las válvulas se encuentran en riesgo de interacción prótesis-huésped para crear un crecimiento interno fibroso o "pannus", que puede conducir a la obstrucción progresiva. El factor tromboembólico estará determinado por factores relacionados al paciente (función del ventrículo izquierdo, aurícula izquierda, tamaño, presencia de fibrilación auricular, etc.). Las válvulas mecánicas están asociadas con una incidencia significativa de complicaciones tromboembólicas, aunque la trombosis crítica es infrecuente. Estudios ETE junto con parámetros clínicos pueden ayudar a diferenciar las dos entidades. La detección de movimientos anormales de las válvulas protésicas por ETE es más común en las válvulas con trombos. Dichos trombos son en general más grandes y tienen una densidad ecográfica suave, similar a la del miocardio. En comparación con la formación de pannus, la obstrucción por trombos se asocia con una corta duración de los síntomas y con una historia de la anticoagulación inadecuada. La combinación de los resultados de una densidad suave en la prótesis y una inadecuada anticoagulación se encuentra relacionada con valores predictivos positivos y negativos de 87% y 89%, respectivamente. La formación de pannus es más común en la posición aórtica e incluye como característica específica presentarse como una pequeña masa densa que en el 30% de los casos no puede ser claramente visualizada (78).

Con respecto a las válvulas biológicas, la degeneración estructural que conduce a la estenosis o a la regurgitación sigue siendo la complicación más frecuente a pesar de los avances en el diseño que han conducido a una mejora significativa en cuanto a durabilidad. En las válvulas "stentless" o en autoinjertos , la obstrucción trombótica es rara, y el pannus mucho menos frecuente aún.

Recientemente, el tratamiento fibrinolítico ha surgido como una alternativa al tratamiento quirúrgico en casos de obstrucción trombótica. La distinción entre trombo y pannus como etiología de la obstrucción es esencial para que la terapia trombolítica se contemple. La ETE debe realizarse para la estratificación del riesgo y el diagnóstico (79).

Es importante recordar que pannus y trombo pueden estar presentes. Después de la trombolísis se juzgará el éxito sobre la base de la mejora hemodinámica y del movimiento valvular, siendo muy importante el seguimiento de estos pacientes con la clínica y exámenes ecocardiográficos seriados, pues el pannus residual puede conducir a una re-trombosis protésica.

Ecocardiografía postoperatoria y seguimiento

La evaluación postoperatoria y el seguimiento deberán ser, en la medida de las posibilidades, sistemática y estandarizada. La ecografía transtorácica en el postoperatorio inmediato y de corto plazo aportará la primera impresión de lo que será un seguimiento contínuo. En lo posible la razón por la cual se realizará el estudio ecocardiográfico y los síntomas del paciente deberán estar claramente documentados.

Por otra parte, debido a los hallazgos doppler la interpretación de la funcionalidad valvular dependerá del tipo y tamaño de la válvula de reemplazo. Dicha información junto con la fecha de la cirugía deberán ser incorporadas en el informe cuando sea posible, ya que podría ser utilizado en estudios posteriores para un correcto seguimiento. Es recomendable la medición de la presión arterial y de la frecuencia cardíaca al igual que la estatura del paciente, peso y superficie corporal para la posterior evaluación del PPM e interpretar el tamaño de las cavidades cardíacas. Se sugiere que el primer control sea realizado entre las 2-4 semanas del alta hospitalaria cuando las heridas hayan cicatrizado , la función ventricular mejorada, y la anemia postoperatoria y su correspondiente estado hiperdinámico haya mermado.

Si por algún motivo el paciente no puede ser seguido en forma eficiente, un estudio antes del alta hospitalaria puede ser la solución. El seguimiento clínico podrá realizarse cada año luego del reemplazo valvular, con reevaluaciones tempranas y ecocardiogramas si existiera algún indicio de cambio en el estado clínico. Los pacientes con válvulas biológicas podrán ser considerados para un control ecocardiográfico anual luego de los primeros 5 años y en ausencia de un cambio en la clínica. En los pacientes con válvulas cardíacas mecánicas la ecocardiografía anual no está indicada ante la ausencia de un cambio en dicho status.

Debido a la presencia de diferentes tipos de válvulas y tamaños hay una significativa variabilidad de parámetros cuantitativos de la función valvular que, como ya se especificó, deberán ser evaluados. El reporte metaanalítico publicado en el año 2009 por la Sociedad Americana de Ecocardiografía (ASE) en su comité de Guía y Standards como Task Force para válvulas protésicas en asociación con otras varias sociedades científicas relacionadas, ofrece una guía general para los valores normales e intermedios presentados en estenosis que por lo general sugieren un grado de obstrucción en prótesis valvulares aórticas en condiciones de normal o casi normal gasto cardíaco (69).

Estos valores se aplican a la mayoría de las válvulas protésicas debiendo ser excluídos los homoinjertos, las válvulas "stentless" y las prótesis percutáneas, ya que todas éstas presentan dinámicas de flujo muy cercanas a la de las válvulas nativas. En presencia de cualquier anormalidad de estos parámetros, la evaluación de los resultados debe ser realizada de forma sistemática.

3.3.2. La evaluación hemodinámica de áreas

3.3.2.1. El concepto de área valvular

Ante la presencia de una EA significativa y siguiendo los principios de la mecánica de fluídos, la obstrucción al flujo transvalvular es reflejada por la aceleración del jet sanguíneo hacia el TSVI conduciendo a un aumento posterior de la postcarga. Dicha AV deberá encontrarse reducida a más menos una cuarta parte del tamaño normal para que cambios significativos en la hemodinámica sean observados (31). A medida que el flujo se acelera debido a la abrupta reducción inducida por la estenosis, la presión estática disminuye y una parte de la energía potencial se convierte en energía cinética. Este proceso es estable y no induce una pérdida significativa en el flujo de energía total. La diferencia entre las presiones en el TSVI y la vena contracta (definida como el segmento del jet donde el área

Fig. 14-Características de un flujo al salir de un orificio. Descarga de fluidos por un orificio. M. Saleta

transversal es más estrecha) (80) es el gradiente máximo de presión transvalvular esquematizado en la figura 14. Más allá de dicho nivel, el jet se desacelera provocando turbulencias. La presión estática aumenta hasta alcanzar un máximo. Parte de la energía se pierde durante el momento de desaceleración y expansión de flujo de forma irreversible (Fig.15).

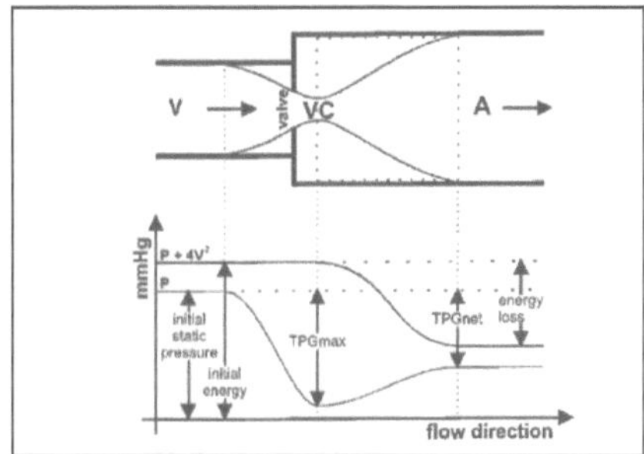

Fig.15: Esquema del sistema compuesto por ventrículo izquierdo (V), válvula aórtica y aorta ascendente (A). TPG max: Presión de gradiente máximo.-TPG net: Presión de gradiente neto.- VC: Vena contracta.- P: Presión estática.- P+4V²: Energía en términos de presión total.

El AV aórtica puede ser calculada por cateterismo cardíaco (área de Gorlin), ecocardiografía doppler (área del orificio efectivo (EOA), o imágenes planimétricas (área del orificio geométrico-GOA) extraídas por ecocardiografía TT o ETE, resonancia nuclear magnética o bien tomografía computada multislice. Si bien todas ellas evalúan la gravedad de la estenosis, dichas técnicas de diagnóstico proporcionan datos a veces discímiles. Las diferencias dependen principalmente de la

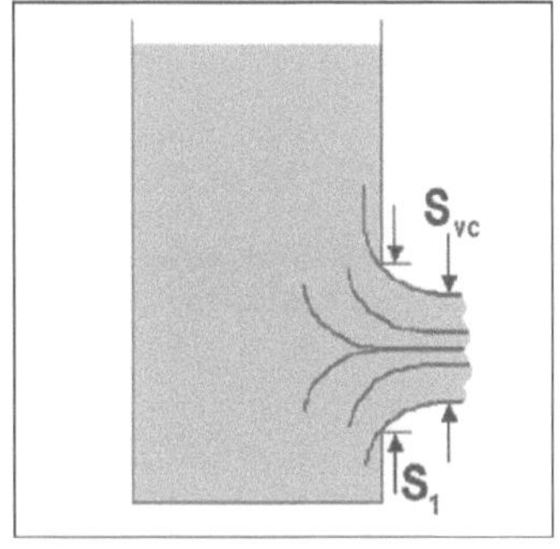

forma del TSVI y de la sección transversal de la aorta ascendente obteniendo valores notablemente diferentes en un mismo individuo en función del método utilizado. Por lo tanto, el aclarar los conceptos hemodinámicos y diagnósticos al referirse al AV permitirán extrapolar datos relevantes y comprender sus implicancias clínicas.

3.3.2.2. Area del Orificio Efectivo (EOA – Effective Orifice Area)

La mínima sección transversal o área de volumen que representa el flujo a su paso hacia el TSVI está referida como área del orificio efectivo (EOA) y es considerada un parámetro o medición de la performance valvular dependiente de la apertura de la misma (Fig.16) (81-82).

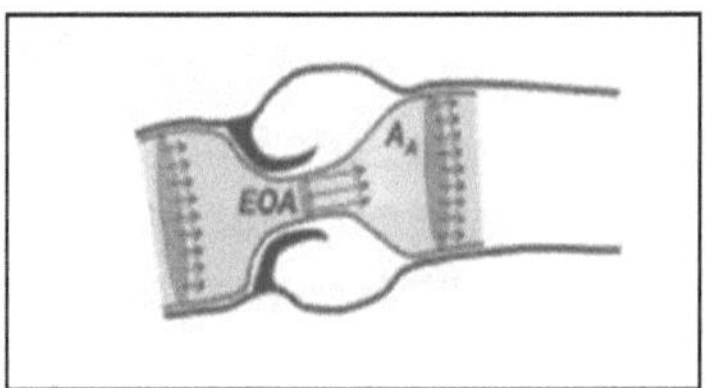

Fig. 16: Concepto de Area del orificio efectivo (EOA).

(Extraído y modificado de "What Do You Mean by Aortic Valve Area: Geometric Orifice Area, Effective Orifice Area, or Gorlin Area?" Damien Garcia, Lyes Kadem. The Journal of Heart Valve Disease 2006;15: 601-608)

Es un parámetro fisiológico derivado de principios hidráulicos que se corresponde con el área ocupada por el flujo que sale de la válvula. Calculada de acuerdo al teorema de continuidad y sobre la base de la integral de velocidad en función del tiempo obtenida por doppler contínuo (VTI), es menos dependiente del flujo y por lo tanto aún mejor que la medición única de los gradientes valvulares. Para el mismo se necesitan las velocidades en el TSVI y sobre la válvula aórtica, así como la superficie de dicho tracto.

Expresado algebraicamente:

EOA (expresada como un área bidimensional en cm^2)

= (área TSVI x VTI TSVI)/VTI Ao

Donde:

TSVI: Tracto de salida del Ventrículo izquierdo

VTI: la integral de velocidad en función del tiempo determinado a través de la prótesis por doppler contínuo (Cm/s).

Determinado por ecocardiografía doppler, la relación existente entre el EOA y el flujo es, en el caso de las válvulas mecánicas, más complejo aún. A menudo la presencia de dos valvas de variado tamaño y con un ángulo determinado de cierre es más difícil de interpretar que el característico de las bioprótesis, donde el flujo central no obstructivo por sí sólo determina el performance valvular.

Sin embargo, la utilidad de las EOAs como parámetro de análisis hemodinámico reside en la libertad o la existencia de errores de medición. La medición estandarizada se encuentra sujeta a una gran variabilidad dependiente del operador que realice el estudio y a las limitaciones propias de la técnica, por lo que puede ser inexacta, lo cual afecta a todas sus mediciones.

Como ya expresáramos párrafos anteriores, dificultades en la evaluación del área del TSVI y la subestimación de las velocidades causada por errores de angulación son las posibles y principales fuentes de duda en la estimación del EOA. Al acceder a estas mediciones debe asumirse que el área del TSVI es circular, con flujo laminar y que el área y flujo deberían medirse en el mismo sitio. Con coeficientes de variación del diámetro TSVI del 5-8 %, es de esperar cambios significativos del AV (71-83). Pacientes con enfermedad aórtica severamente calcificada en su anillo, así como una severa HVI puede reducir el tamaño del anillo aórtico. Como resultado, una prótesis demasiado pequeña para su superficie corporal podría ser insertada con el desmedro que esto ocasionaría. Se debe agregar que, para similares tamaños protésicos, el EOA puede variar considerablemente dependiendo del tipo de fabricante. En general, válvulas mecánicas presentan mayor área que las bioprótesis. Joe Sauter, ingeniero y especialista del Grupo "Sorin" publica los resultados de EOAs relatadas en 16 publicaciones a modo de demostrar la extensa variabilidad de dicho parámetro con un mismo tipo y tamaño valvular (tabla 5). Por las razones antedichas y para evitar mayor variabilidad que inherentemente se presenta, principalmente referida a las técnicas de medición, el parámetro de evaluación de la hemodinamia valvular deberá ser apropiadamente establecido para lograr una validez probada y relacionada a los resultados postoperatorios. Valores de referencia para los datos de EOAs existen para cada tipo y tamaño de prótesis (tabla 6) (84-15-49). Idealmente, estos valores deberían ser lo más representativos como sea posible del rendimiento in vivo. Por ello, y siguiendo los lineamientos de grupos dedicados a esta tarea y con vasta experiencia, tales como Dumensil y Pivarot, valores obtenidos en vivo en forma de ecocardiogramas post-operatorios y con fuerte soporte estadístico parecerían ser el mejor parámetro validado para predecir correctos resultados. Los valores in vitro son a menudo más optimistas no siendo realmente representativos en la mayoría de los casos. Derivados de los estudios previos a la comercialización, generalmente sobreestiman los valores in vivo en un 10% a 15% (85-86). Por lo tanto estos grupos de trabajo sugieren la utilización de ambos criterios, tanto in vivo, referidos a los estudios ecográficos de control, o in vitro, sostenidos por las empresas de manufactura, en forma temporal hasta que al menos valores in vivo puedan ser proporcionados.

Edwards size 21 only	
A range of published EOAS	
Milano – Annals 2001	1.10
Dellgren – JTCS 2002	1.10
Pelletiert – J Card Surg 1988	1.13
Perier – J Card Surg 1991	1.17
Borger – Annals 2007	1.30
Aupart – Eur J CT Surg 1994	1.30
Aupart – Eur J CT Surg 1996	1.30
Rao – JTCS 1999	1.30
Khan – Annals 2000	1.30
Eichinger – JTCS 2005	1.39
Vitale – Annals 2003	1.48
McDonald – Annals 1997	1.49
Tasca – Annals 2003	1.45
Dalmau – ICTS 2006	1.69
Dalmau – ICTS 2007	1.75
Dalmau – ICTS 2006	1.90

Tabla 5: EOA publicadas para el mismo tamaño valvular.(Edwards21).

(Extraído de "Hemodynamic evaluation of the bioprothetic aortic valve". J Sauter. Aortic Root Surgery. The biological solution C A VanKah Ed

Normal Effective Orifice Areas for the Most Currently Used Prosthetic Valves

Prosthetic Valve Size (mm)	19	21	23	25	27	29	Reference no.
Stented Bioprosthetic valves							
Medtronic Intact	0.85	1.02 ± 0.10	1.27 ± 0.11	1.40 ± 0.20	1.66 ± 0.16	2.04 ± 0.23	(2)
Medtronic Mosaic	—	1.22 ± 0.27	1.38 ± 0.23	1.65 ± 0.39	1.59 ± 0.33	1.65 ± 0.37	(95)
Hancock II	—	1.18 ± 0.11	1.33 ± 0.16	1.46 ± 0.15	1.55 ± 0.18	1.60 ± 0.15	(3)
Carpentier-Edwards SAV 2650	—	1.16 ± 0.14	—	—	—	—	(96)
Carpentier-Edwards Pericardial 2900	1.10	1.30	1.50	1.80	1.60	—	(97)
Stentless bioprosthetic valves							
Medtronic Freestyle	1.15	1.35 ± 0.21	1.48 ± 0.33	2.00 ± 0.39	2.32 ± 0.48	—	(39)
	1.29 ± 0.19	1.46 ± 0.32	1.79 ± 0.33	2.34 ± 0.69	2.67 ± 0.75	—	(98)
St. Jude Medical Toronto SPV	—	1.30	1.50	1.70	2.00	2.50	(SJM†)
	—		1.49 ± 0.45	1.70 ± 0.78	2.12 ± 0.66	2.70 ± 1.03	(99)
Prima Edwards	0.80	1.10	1.50	1.80	2.30	2.80	(100)
Mechanical valves							
Medtronic Hall	1.19 ± 0.21*	1.34 ± 0.13	—	—	—	—	(96)
Carbomedics Standard	1.00 ± 0.40	1.54 ± 0.31	1.63 ± 0.30	1.98 ± 0.41	2.41 ± 0.46	2.63 ± 0.38	(93)
	1.11 ± 0.13	1.52 ± 0.22	1.84 ± 0.25	2.12 ± 0.31	2.65 ± 0.21	—	(14)
St. Jude Medical Standard	—	1.73 ± 0.38	2.13 ± 0.61	—	—	—	(101)
	—	1.76 ± 0.47	2.11 ± 0.63	—	—	—	(26)
	1.04 ± 0.19	1.38 ± 0.22	1.52 ± 0.26	2.08 ± 0.41	2.65 ± 0.58	3.23 ± 0.30	(13)
St. Jude Medical Hemodynamic Plus	1.30 ± 0.30	—	—	—	—	—	(102)
	—	2.01 ± 0.17	—	—	—	—	(101)
	—	2.15 ± 0.29	—	—	—	—	(26)

Tabla 6: Valores de referencia de EOAs.

(Extraído de Pibarot & cols.

"Prothesis-Patient Mismatch".

JACC Vol 36 No 4, 2000:1131-41)

3.3.2.3. Area del Orificio Geométrico (GOA)

Debido a la variabilidad de la EOAs como parámetro fisiológico, algunos autores han tratado de forma alternativa realizar un análisis in vitro de los sustitutos valvulares considerando la llamada Area de Orificio Geométrico y su indexación por superficie corporal (GOA- IGA) como vinculante para acceder a los mismos resultados. En comparación, las EOAs representan el mínimo de la sección transversal del jet de flujo a través de la válvula, mientras que el GOA se refiere al área de apertura valvular, obtenida por planimetría. Es un parámetro anatómico a partir de la medición estática del diámetro interno protésico obtenida de la manufactura. Su cálculo implica el área completa, incluída la ocupada por valvas, discos, pivotes u otros mecanismos de la válvula. Sustraídos dichos componentes, se puede referir como Clear

Orifice Area (COA), rara vez declarada. En regla general, GOAs son 1/4 a 1/3 más grandes que las EOAs. Una representación gráfica se encuentra en la fig. 17.

GOA- Area del Orificio Geométrico

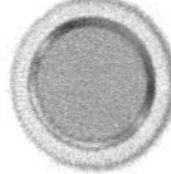

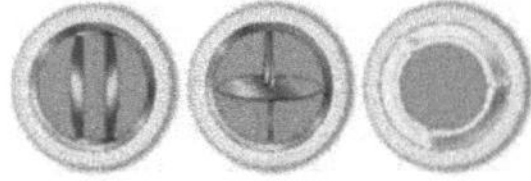

COA- Area Clara del Orificio

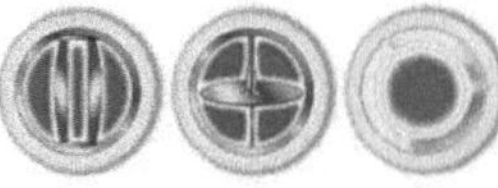

EOA- Area del Orificio Efectivo

Fig. 17: Comparativo de una válvula bivalva, una monodisco y una bioprótesis teniendo en cuenta el EOA, GOA y COA. ***(Extraído y modificado de "Heart Valve Surgery – and Illustrated Guide"-J.Dominik & PZacek.Springer-Verlag Berlin Heidelberg 2010.)***

La forma de acceder a estos valores de áreas geométricas es por medio de aquellos provistos por los fabricantes de válvulas y referenciadas en las instrucciones de uso o en los folletos correspondientes. Sin embargo dichas áreas no son totalmente representativas ya que en la práctica los tejidos valvulares no se comportan y configuran siguiendo los márgenes del orificio interno del soporte y por ende de sus áreas.

El uso de planimetría por CT scan o tomografía computada multislice puede aportar para esclarecer estas diferencias. Tanto la capacidad para visualizar la apertura valvular protésica permitiendo la medición en sístole del área como la detección de anormalidades estructurales y del movimiento alterado en la cúspides estenóticas se encuentra bien correlacionada (87-88).

Las mediciones tomográficas pueden jugar un papel en aquellos pacientes en los que la evaluación del área por estudio ecográfico transesofágico es imposible debido al tamaño corporal o a la pobre ventana ecográfica o bien en asociación a patología de la aorta o arterias coronarias en pacientes que deban ser estudiados de forma no invasiva y con futuro reemplazo valvular.

3.3.2.4. Area por cateterismo (Gorlin)

La medición de AV por cateterismo se basa en la ecuación de Bernoulli, que describe la conservación de la energía de flujo aplicado entre el TSVI y la vena contracta. En 1951 Gorlin y su padre elaboraron, basada en la ecuación hidrocinética orificial de Torricelli, una fórmula a partir de datos de flujo y de gradiente de presión (89). Se describe el flujo a través de un orificio como:

$F = AVC_c$

y por extrapolación : $A = F/VC_c$ donde

F= Flujo

A= área del orificio

C_c=Coeficiente de contracción.

Tomando como referencia los gradientes de presión y la velocidad de flujo se puede inferir :

$V^2= (C_v)^2 . 2gh$ o $V= (C_v) . \sqrt{2gh}$

Donde

V = velocidad de flujo

C_v= Coeficiente de velocidad

g =aceleración debido a la gravedad (980 cm/sec/sec)

h =gradiente de presión en cm de H_2O

y combinando ambas ecuaciones :

$$A = \frac{CO/(DFP \text{ or } SEP)(HR)}{44.3C\sqrt{\Delta P}}$$

Donde :

CO =Gasto cardíaco cm^3/min

DFP=Período de llenado sistólico seg/latido)

SEP =Período de eyección sistólica seg/latido

HR=Ritmo cardíaco latidos/min

C= Constante de corrección.

P= Gradiente de presión

La ecuación de Gorlin se relaciona con el flujo a través de la válvula. Debido a esto, el área de la válvula puede ser calculada erróneamente como estenosis en pacientes con bajo gasto cardíaco. El uso de inotrópicos positivos (dobutamina) puede transitoriamente solucionar este defecto.

El cateterismo cardiaco izquierdo (retrógrado) se emplea para registrar el gradiente a través de la válvula, estimar el AV estenótica, evaluar la función ventricular izquierda, reconocer la existencia de lesiones valvulares coexistentes y detectar la presencia de aterosclerosis coronaria. Sin embargo y debido a los riesgos inherentes del procedimiento y al grado de invasividad, ciertos parámetros pueden ser medibles mediante ecocardiografía doppler reservando la angiografía para los casos de discrepancias entre los datos clínicos y ecocardiográficos o bien si el paciente es sintomático y un reemplazo valvular es planeado. También aportará datos ante la sospecha de enfermedad coronaria o evidencia de patología valvular asociada, patología congénita o hipertensión pulmonar (31).

3.3.2.5. Eficiencia de Espacio ("Space efficiency")

Para proveer el mayor flujo posible, no solamente debe evaluarse el área protésica correspondiente, sino también la capacidad que tiene ésta de adecuar su tamaño total al del espacio limitado de la raíz aórtica. Esto es definido como la relación entre el área de flujo de una válvula y el espacio ocupado, y tiene gran injerencia en los injertos con soporte. De esta manera, tanto el soporte como el diámetro externo protésico se vuelven los referentes para ser discutidos. Desde el punto de vista esquemático:

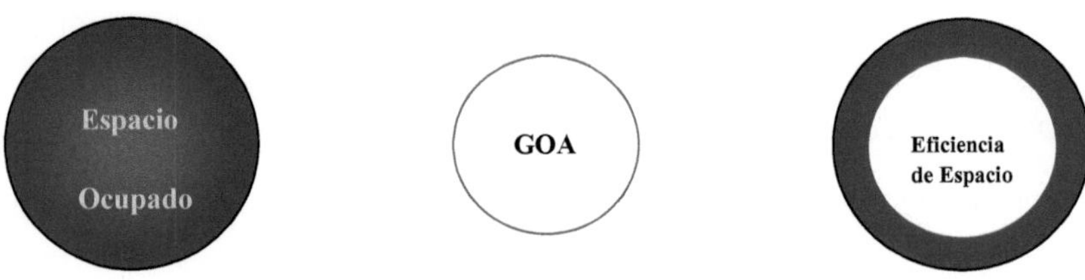

Donde:

Eficiencia de espacio (%) = GOA / Espacio Ocupado

Dicho de otro modo, la esencia de los diseños valvulares se encuentra encaminada en maximizar las áreas contenidas dentro del espacio limitado de un soporte o "stent" y a su vez dentro de un espacio limitado de raíz aórtica. Para un mismo diámetro externo, correspondería mayor o menor área geométrica y por ello mayor o menor eficiencia del espacio ocupado por el soporte (Fig.18).

Fig.18: Comparación de la eficiencia de espacio en base a tres modelos de válvulas con soporte. Diámetro externo en círculo blanco- GOA en círculo rojo.

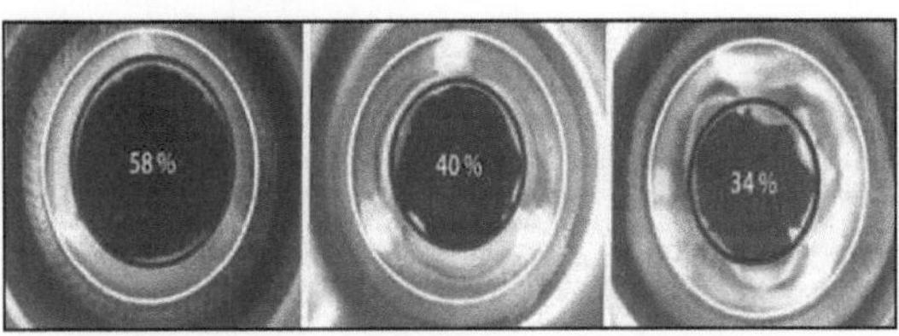

3.3.3. El Concepto de "mismatch".

Pacientes con pequeñas raíces aórticas relacionadas con grandes áreas de superficie corporal han sido y siguen siendo motivo de discusión y problemática habitual intraoperatoria. Esta relación entre el AV funcional y la superficie corporal (BSA) para la elección del más adecuado tamaño valvular halla su principal referencia en los trabajos de Rahimtoola (90). Desde 1978, el concepto de "mismatch" (o PPM: Paciente-Prótesis-desajuste) es ampliamente debatido. Puede considerarse esta instancia cuando el área efectiva de la válvula protésica, luego de la inserción en el paciente, es menor que la válvula normal humana. Bajo estas circunstancias los altos gradientes observados son interpretados más seriamente como obstrucciones al TSVI, y por ello guardarán estrecha relación con las implicancias clínicas que esto acarrea. La relación fisiológica entre el flujo, el AV y el gradiente es ilustrado por la ecuación: Gradiente = Q2 / (K. EOA^2), donde Q es el flujo y K es una constante. Las áreas efectivas valvulares deberán guardar relación y proporción con los requerimientos de flujo de cada paciente y, a su vez, relacionadas directamente al tamaño corporal. El PPM puede definirse como la relación existente entre el EOA de una prótesis sobre el volumen de tejido a ser perfundido, o sea, el área de superficie corporal (BSA) del paciente.

Donde:

EOA/BSA =EOAi

EOA: Area efectiva del orificio

BSA: superficie corporal (body surface area) = 0,007184 x peso $(Kg)^{0,425}$ x altura $(cm)^{0,725}$ (Du Bois & Du Bois)

EOAi: Area efectiva indexada (91). El concepto de Area efectiva indexada permite cuantificar el límite aceptable entre un área efectiva y el peso corporal, o lo que es lo mismo: $EOA_{min} = 0.90 \times BSA$ donde:

EOA_{min} = Area efectiva mínima para evitar el PPM

0,85-0,90 (cm^2/m^2) = valor establecido como mínimo según resultados (92).

Visto de esta manera y con el propósito de evaluar la relevancia clínica fue definido un PPM o mismatch clínicamente no significativo o leve cuando el área indexada es de 0,85 cm^2/m^2, moderado si se encuentra entre 0,65cm^2/m^2 y 0,85 cm^2/m^2, y grave o severo si es menor de 0.65 cm^2 / m^2).

Esta discordancia o desajuste ha sido identificado como una disfunción no estructural, un trastorno funcional hemodinámico no referido a un defecto intrínseco de la prótesis. Reconocida por la American Society of Thoracic Surgeons, esta falta de coincidencia no es infrecuente. Para evitar gradientes significativos en reposo o ejercicio, el área indexada (EOAi) no debería ser inferior a 0,85 a 0,90 cm^2/m^2 (93). De hecho, un área indexada de $<0,9$ cm^2/m^2, generará significativos gradientes transvalvulares. Aunque el concepto de mismatch puede ser trasladado a las otras válvulas cardíacas, el estudio y evaluación en la válvula aórtica desempeña un papel relevante al considerarse un factor de variación hemodinámica asociado a peores resultados clínicos. En tales circunstancias y teniendo en cuenta estos parámetros, se han observado prevalencias de entre 19 y 70% según informes de la literatura. Inclusive, autores destacados en el tema como Pibarot y Dumesnil, han referido hasta un 52% de los pacientes con implantes de bioprótesis aórticas y de grado severo referido entre el 2% y el 11% de los reemplazos valvulares (94-95).

Muchas empresas han simplificado el proceso de cálculo en base a tablas preestablecidas y relacionadas con sus válvulas (tabla 7-8). Sin embargo, como todo parámetro, debería ser evaluado en forma conjunta para obtener confiabilidad.

Tabla 7: Calculador comparativo de EOAi para bioprótesis aórticas

Valve Size (mm)	19		21				23			
Reference EOA (cm²)	1.7	1.0	2.0	1.2	1.3	1.4	2.5	1.5	1.5	1.3
BSA	SJM Regent	Perimount	SJM Regent	Perimount	Mosaic	Hancock II	SJM Regent	Perimount	Mosaic	Hancock II
0.6	2.83	1.67	3.33	2.00	2.17	2.33	4.17	2.50	2.50	2.17
0.7	2.43	1.43	2.86	1.71	1.86	2.00	3.57	2.14	2.14	1.86
0.8	2.13	1.25	2.50	1.50	1.63	1.75	3.13	1.88	1.88	1.63
0.9	1.89	1.11	2.22	1.33	1.44	1.56	2.78	1.67	1.67	1.44
1.0	1.70	1.00	2.00	1.20	1.30	1.40	2.50	1.50	1.50	1.30
1.1	1.55	0.91	1.82	1.09	1.18	1.27	2.27	1.36	1.36	1.18
1.2	1.42	0.83	1.67	1.00	1.08	1.17	2.08	1.25	1.25	1.08
1.3	1.31	0.77	1.54	0.92	1.00	1.08	1.92	1.15	1.15	1.00
1.4	1.21	0.71	1.43	0.86	0.93	1.00	1.79	1.07	1.07	0.93
1.5	1.13	0.67	1.33	0.80	0.87	0.93	1.67	1.00	1.00	0.87
1.6	1.06	0.63	1.25	0.75	0.81	0.88	1.56	0.94	0.94	0.81
1.7	1.00	0.59	1.18	0.71	0.76	0.82	1.47	0.88	0.88	0.76
1.8	0.94	0.56	1.11	0.67	0.72	0.78	1.39	0.83	0.83	0.72
1.9	0.89	0.53	1.05	0.63	0.68	0.74	1.32	0.79	0.79	0.68
2.0	0.85	0.50	1.00	0.60	0.65	0.70	1.25	0.75	0.75	0.65
2.1	0.81	0.48	0.95	0.57	0.62	0.67	1.19	0.71	0.71	0.62
2.2	0.77	0.45	0.91	0.55	0.59	0.64	1.14	0.68	0.68	0.59
2.3	0.74	0.43	0.87	0.52	0.57	0.61	1.09	0.65	0.65	0.57
2.4	0.71	0.42	0.83	0.50	0.54	0.58	1.04	0.63	0.63	0.54
2.5	0.68	0.40	0.80	0.48	0.52	0.56	1.00	0.60	0.60	0.52

	EOAi by Valve Size			
Valve Size (mm)	19	21	23	25
EOA' (cm²)	1.28	1.69	1.87	1.89
BSA (m²) 1.0	1.28	1.69	1.87	1.89
1.1	1.16	1.54	1.70	1.72
1.2	1.07	1.41	1.56	1.58
1.3	0.98	1.30	1.44	1.45
1.4	0.91	1.21	1.34	1.35
1.5	0.85	1.13	1.25	1.26
1.6	0.80	1.06	1.17	1.18
1.7	0.75	0.99	1.10	1.11
1.8	0.71	0.94	1.04	1.05
1.9	0.67	0.89	0.98	0.99
2.0	0.64	0.85	0.94	0.95
2.1	0.61	0.80	0.89	0.90
2.2	0.58	0.77	0.85	0.86
2.3	0.56	0.73	0.81	0.82
2.4	0.53	0.70	0.78	0.79
2.5	0.51	0.68	0.75	0.76

EOAi* > 0.85 recommended.[13] EOAi* > 0.75 recommended.* EOAi* ≤ 0.75 is not recommended.*

*Effective Orifice Area Index (EOAi) = EOA/BSA Ratio (cm²/m²)

Tabla 8: Cálculo de EOAi por charts

3.3.3.1. Implicancias relacionadas a la medición.

Con la intención de comprender y estandarizar los procedimientos relacionados con el recambio valvular aórtico, es importante ser conscientes de los diferentes conceptos subyacentes y en las teorías en los cuales están basados. Si bien los gradientes de presión a través de una válvula estenótica están directamente relacionados con el área del orificio valvular y el flujo transvalvular (89), se ha hecho referencia a las diferentes formas de acceder al resultado de dicha AV, con las resultantes que esto acarrea. Las diferencias entre los valores hallados (EOA, GOA, y área de Gorlin) dependen principalmente de la forma del flujo de entrada y del área de sección transversal de la aorta ascendente. Debido a que éstas características anatómicas varían significativamente de un paciente a otro, es de suponer que la relación entre las tres variables sea específica para cada paciente (96). El uso del área geométrica (GOA) implica una zona anatómica del orificio valvular. Comparativamente, la ecocardiografía doppler mide el área denominada orificio efectivo (EOA), que representa el mínimo de la sección transversal del jet de flujo. Mientras que la primera puede ser medida con una regla, el área efectiva no.

La relación existente entre EOA y GOA se denomina Coeficiente de contracción (CC= EOA/GOA), siendo un valor variable relacionado y dependiente de la forma del flujo de ingreso y del ángulo de apertura valvular (97).

Si bien en casos particulares de estenosis aortica, valores de GOA y EOA pueden ser similares, no lo es en otros tantos donde el Coeficiente de contracción es < de 1. (Fig. 19).

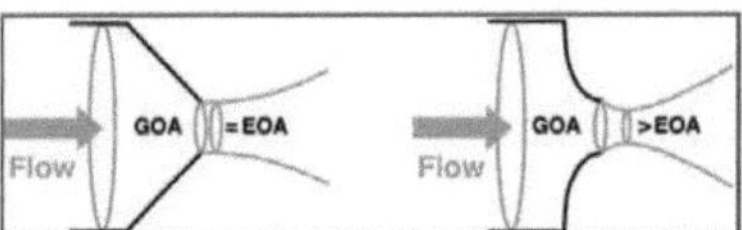

Fig. 19: Efecto de la forma valvular sobre el EOA

Por otro lado, el área geométrica no caracteriza las propiedades del flujo, sino solamente relaciona el área anatómica del orificio valvular. Habiendo diferentes configuraciones de flujo para una misma área geométrica, la relación con el área efectiva es dependiente del grado de calcificación pudiendo variar sensiblemente de un paciente a otro.

Con respecto al área derivada por la fórmula de Gorlin, se ha demostrado no sólo ser dependiente del área efectiva, sino también del área de sección aórtica. Las discrepancias entre la ecocardiografía doppler y el cateterismo, dos de los métodos más utilizados, son relacionadas principalmente al área aórtica transversal (98). Inclusive autores remarcan tanto concordancias como discrepancias en los resultados (99). En general el estudio doppler sobrestima la severidad de la EA en comparación con el cateterismo (99-100-101), pudiendo darse diferentes valores de AV, más aún cuando el diámetro de la aorta es relativamente pequeño (102).

3.3.3.2. Implicancias clínicas en la valoración de áreas

La particular relación entre este desajuste o mismatch y el impacto en la sobrevida podría teóricamente ser importante, en especial a corto plazo dado que el ventrículo izquierdo es más vulnerable en ese momento y por lo tanto más sensible al aumento de la carga hemodinámica impuesta por este PPM. Si bien hay opinión concordada que el control de este parámetro contribuye a reducir la falla congestiva y la regresión ventricular y con ello mejorar la sobrevida posterior, discrepancias en los resultados expresados en las publicaciones actuales han permitido aún mantener la controversia (90). Numerosos estudios han informado que el desajuste protésico-paciente es un predictor independiente de mortalidad y de presencia de eventos cardiovasculares luego del reemplazo valvular aórtico (49-103). Referentes como Pibarot y Dumesnil, han informado que el PPM es un predictor independiente de mortalidad. Más aún, incluso un moderado PPM tiene un impacto perjudicial en la supervivencia post-operatoria en el contexto de una depresión de la función ventricular izquierda. En los estudios realizados por Blais y sus colegas en 1.266 pacientes pueden observarse las mismas características de mortalidad a corto plazo. El aumento en el riesgo relativo de mortalidad a los 30 días se observó 2,1 veces para el PPM moderado y 11,4 veces para el severo. También se observó que en todas las categorías de PPM, fracciones de eyección reducidas fueron asociadas con una mayor mortalidad (15). Sin embargo, otros tantos autores no han podido demostrar este efecto significativo (104-68). Probablemente la causa de estos resultados contradictorios sea multifactorial. Estas discrepancias, al menos en parte, pueden explicarse por el hecho de que los investigadores utilizaron diferentes parámetros y criterios para identificar el PPM y cuantificar su severidad. Diversos estudios utilizaron valores de EOAs y geométricas extraídas de la manufactura in vitro mientras que otros cotejaron datos obtenidos de estudios previos ecocardiográficos in vivo (105).

Debido a la variabilidad ya referida de los valores de EOAs, algunos autores han tratado de forma alternativa caracterizar el desajuste en base a áreas geométricas indexadas como lo muestra la tabla 9-10 (106-104).

	Estimated EOA (cm²)					
	19 mm	21 mm	23 mm	25 mm	27 mm	29 mm
M1	1.00[28]	1.54[28]	1.63[28]	1.98[28]	2.41[28]	2.63[28]
M2	N/A	1.25[33]	1.56[33]	2.17[33]	2.11[33]	2.25[33]
M3	1.04[29]	1.38[29]	1.52[29]	2.08[29]	2.65[29]	3.23[29]
B1	1.10[30]	1.30[30]	1.50[30]	1.80[30]	1.80[30]	N/A
B2	N/A	1.18[34]	1.33[34]	1.46[34]	1.55[34]	1.60[34]
B3	1.29[31]	1.22[31]	1.38[31]	1.65[31]	1.8[31]	2.0[31]
S1	1.15[32]	1.35[32]	1.48[32]	2.00[32]	2.32[32]	N/A
S2	N/A	1.30 *	1.49 *	1.70 *	2.00 *	2.50 *

* Data provided by the manufacturer.

	Estimated GOA (cm²)					
	19 mm	21 mm	23 mm	25 mm	27 mm	29 mm
M1	1.70[17]	2.19[17]	2.69[17]	3.30[17]	3.98[17]	N/A
M2	N/A	2.01[17]	2.54[17]	3.14[17]	3.80[17]	4.52[17]
M3	1.70[17]	2.19[17]	2.69[17]	3.27[17]	3.91[17]	4.56[17]
B1	2.54[17]	3.14[17]	3.80[17]	4.52[17]	5.31[17]	6.16[17]
B2	2.09[17]	2.62[17]	3.20[17]	3.84[17]	4.12[17]	4.79[17]
B3	2.41 *	2.69 *	3.30 *	3.98 *	4.52 *	5.31 *
S1	2.01 *	2.54 *	3.14 *	3.63 *	4.34 *	5.11**
S2	1.77[17]	2.27[17]	2.84[17]	3.46[17]	4.15[17]	4.91[17]

Mechanical prostheses: *M1*, Carbomedics; *M2*, Medtronic-Hall; *M3*, St. Jude Medical. Stented bioprostheses: *B1*, Carpentier-Edwards Pericardial; *B2*, Hancock II Porcine; *B3*, Medtronic Mosaic Porcine. Stentless porcine prostheses: *S1*, Medtronic; *S2*, Toronto SPV. Superscripts refer to the original reference sources (see also reference 3) *EOA*, effective orifice area; *GOA*, geometric orifice area; *N/A*, Not available.

Tabla 9-10: Valores estimados de EOA y GOA por modelo y tamaño valvular. Remarcado, valores para sustitutos "stentless".

Sin embargo dicha referencia ha demostrado sobrestimar el área funcional no encontrándose relacionada con los resultados clínicos postoperatorios. (105). A diferencia del área efectiva, el área geométrica es un parámetro anatómico y una medición estática.

La evaluación postoperatoria ecocardiográfica permitió graficar resultados prácticos discímiles a la hora de comparar estas superficies funcionales. La demostración de altos gradientes transvalvulares en los pacientes luego del reemplazo valvular aórtico y a pesar de la normofuncionalidad protésica, permitieron establecer una relación precisa pero mucho más dinámica con factores inherentes hallados in vivo.

En tales situaciones, las áreas protésicas podrán ser reducidas por factores como la hipertrofia del tabique interventricular, interacciones anatómicas, endotelización progresiva o crecimiento interno de tejido.

Por otro lado es sabido que las áreas in vitro de la mayoría de las prótesis valvulares (especialmente con un diámetro interno <23 mm) son menores que el de la superficie de la válvula humana normal. Como consecuencia final, no es infrecuente que las prótesis implantadas puedan ser funcionalmente estenóticas. Areas referidas a estudios ecocardiográficos postoperatorios parecen tener mayor relevancia y especificidad para ser interrelacionadas con los gradientes transvalvulares y por ende con la evolución clínica a posteriori (94). Más aún, los gradientes transvalvulares observados luego del recambio protésico estarán no sólo relacionados con dicha área efectiva, sino también referidos a los flujos transvalvulares y por ello al gasto cardíaco, que en reposo se encuentra relacionado principalmente con el tamaño corporal del paciente. De esta manera el área efectiva del orificio e indexada por la superficie corporal (EOAi) se vuelve el parámetro más confiable para referir el performance hemodinámico valvular. Este index referido se obtiene de la relación de dicha áreas con la respetiva superficie corporal). Dicho de otra manera: EOA/ BSA (superficie corporal).El área efectiva se calcula utilizando el ecuación de continuidad: EOA = SV / VTI, donde SV es el volumen sistólico y el VTI es la Integral velocidad-tiempo tomado de la señal doppler ecográfica. En consecuencia, los resultados son menos fiables a la hora de ser comparados. Valores de referencia obtenidos a partir de datos publicados se han propuesto como un estándar de medición para ser utilizados durante la intervención determinando así la presencia de PPM y la necesidad de requerir una ampliación de la raíz aórtica como procedimiento asociado dando cabida a una prótesis de mayor tamaño (105).

Por otra parte un proceso de selección natural en el momento de la intervención podría ser sugerido. Muchos pacientes de riesgo no sobrevivirían más del período postoperatorio temprano, explicando el pronóstico relativamente mejor en los casos de PPM moderado-severo más allá de ese período crítico. Diferencias relacionadas con las características basales de las poblaciones de estos pacientes incluídos pueden influir. Varios factores, incluyendo la masa corporal, la edad y el estado ventricular izquierdo antes de la intervención potencialmente alterarán los resultados post-operatorios.

Pero a pesar de las presentes dudas, existe considerable evidencia que un PPM moderado a severo posiblemente tenga un efecto perjudicial e influencie la mortalidad temprana y tardía (103-49).

Mohty y cols. evaluaron la relación del PPM y la sobrevida en condiciones de edad, índice de masa corporal basal y disfunción ventricular izquierda. (106).Dicha observación reveló que un desajuste moderado se encuentra asociado a un aumento de la mortalidad tardía en aquellos pacientes con disfunción ventricular pero con pronóstico normal en aquellos con función conservada.

Los hallazgos con respecto a la edad demuestran que un desajuste severo tiene un efecto negativo significativo sobre la sobrevida tardía en aquellos <70 años de edad, pero no en la población anciana, sugiriendo un impacto mayor en los jóvenes. Los autores atribuyen esta asociación al hecho de que los pacientes más jóvenes tienen mayores requerimientos de gasto cardíaco, mayores tasas de metabolismo basal y en general son más activos físicamente. Al tener una mayor esperanza de vida, los pacientes más jóvenes están expuestos al riesgo de PPM por un período de tiempo más prolongado.

Otra conclusión de este estudio es el impacto negativo en la sobrevida en aquellos pacientes con un índice de masa corporal de <30 kg/m2, pero sin impacto en aquellos pacientes obesos. El uso de la superficie corporal como parámetro puede sobreestimar la prevalencia y la severidad del desajuste. Estudios previos dan cuenta de la estrecha relación entre el volumen de eyección y el gasto cardíaco con la masa libre de grasa, mucho más que con la masa adiposa.

Con referencia específica a los sustitutos biológicos, es previsible que el deterioro con el tiempo de éstos de alguna forma contribuyan a influir en la sobrevida de los pacientes. La mayoría de las bioprótesis sufren degeneración, aunque de diferente forma y proporción. Dichos cambios permitirán seguimientos ecocardiográficos contrapuestos. Por un lado válvulas con áreas identificadas como aceptables en el momento de implante, se comporten como estenóticas posteriormente. En contraposición, una remodelación ventricular precoz puede aumentar dichas AV alejándose de los límites para un PPM. Se desconoce con precisión a la fecha si el concepto de mismatch aún existe en las prótesis sin soporte.(homoinjerto, autoinjerto o xenoinjerto).

Con el advenimiento de válvulas sin soporte "stentless" y sus correspondientes AV, deberíamos inferir un comportamiento equivalente o mejor. La simple conformación de manufactura factibiliza el implante de tamaños superiores a los correspondientes. Potencialmente proporcionarían mayores áreas para un mismo anillo aórtico y superficie corporal con respecto a un dispositivo con soporte, resultando en menor gradiente transvalvular y por ello mejor hemodinamia conformando un beneficio más para las últimas (Fig.20). Más aún, la posibilidad de inserción en anillos más pequeños permitirá un mejor desempeño en este grupo de pacientes. Por otro lado ya fue demostrado que el EOA derivada de la ecocardiografía es siempre menor que la del fabricante (71). Estos valores in vitro sobreestiman los correspondientes in vivo no pudiendo ser demasiado confiable la medición (107).

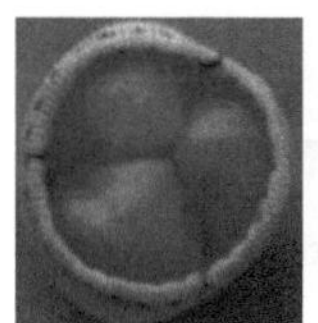 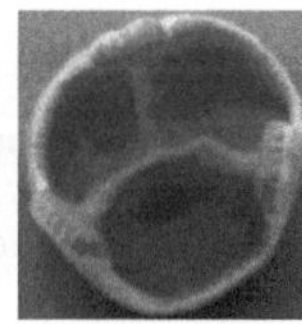 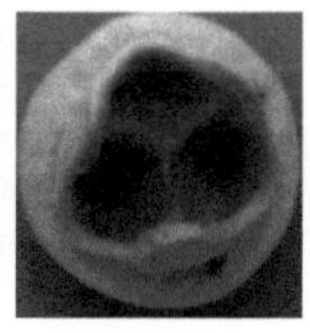 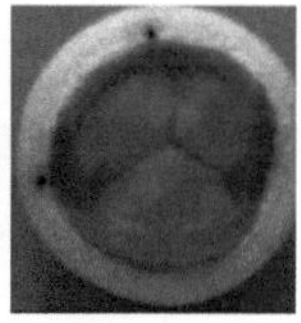

Fig.20: Ventajas potenciales: Stentless vs Stented - Mayor área efectiva para igual diámetro externo

Se necesitarán estudios prospectivos, aleatorios, a largo plazo, con una correcta interpretación ecocardiográfica de los cambios en las AV para poder determinar el impacto clínico que esto conlleva. La posibilidad de que el deterioro degenerativo se convierta en un factor identificado para contribuir a la predicción de la sobrevida.

3.3.3.3. Estrategias de prevención de "mismatch"

Más allá de los resultados controvertidos, la implicancia clínica y el impacto posible sobre la sobrevida de los pacientes sometidos a un recambio valvular aórtico permite elaborar estrategias para prevenir y reducir el PPM intraoperatorio (84). Parecería concordarse en aceptar evitar el efecto de PPM severo independientemente de la función ventricular izquierda presente y, si este es moderado, debiendo considerar dicha disfunción. Técnicas de implante, prótesis de mayor rendimiento, sustitutos bioprotésicos de nueva generación, implantes supraanulares, son todos ejemplos que deben ser tenidos en cuenta. Incluso, ampliaciones de la raíz aórtica deben tenerse presente en aquellos casos en que el PPM no pueda ser evitado por otros medios, dependiendo de la relación riesgo-beneficio para realizar un procedimiento quirúrgico alternativo. En una revisión retrospectiva, Castro y cols. sistemáticamente llevaron a cabo una ampliación de la raíz aórtica en 114 pacientes consecutivos sometidos a reemplazo valvular (17 % del total) y donde inicialmente no se cumplía con el requisito mínimo de áreas de <0,85 cm^2/m^2. De esta manera logró valores de sólo 2,5%.La mortalidad a 30 días fue del 0,9 %.Sin embargo los resultados sugieren una prolongación de los tiempos de circulación extracorpórea pudiendo asociarse a un impacto negativo (108).

Blais y Cols. (15) sugieren estrategias prospectivas basadas en tres pasos:

1.- Cálculo de la BSA del paciente en base al peso y altura, 2.- Multiplicación de la BSA 0,85 cm^2/m^2, siendo este el resultado del área mínimo que la prótesis debe presentar a fin de evitar un desajuste moderado-severo, 3.- Verificar si el área de referencia para el modelo y el tamaño de la prótesis seleccionada por el cirujano es igual o mayor que el resultado del paso previo (por tabla). Si se determina la posible presencia de desajuste, se deberá implantar otro tipo de prótesis con mayor área o bien realizar otros procedimientos alternativos.

La influencia de la edad y/ o del índice de masa corporal deberán ser considerados como elementos adicionales a la hora de tomar una conducta, al igual que el estilo de vida, la actividad física, etc. Recientemente se sugiere que pacientes con índices de masa corporal > 30 kg/m^2, no se comportarían de igual forma que aquellos no obesos con igual superficie, dando lugar a la utilización del índice de masa libre de grasa como factor a adoptar en este grupo pacientes obesos. El PPM podrá ser evitado en la medida de ser calculado y relacionado al orificio del área de la prótesis a ser implantada.

3.3.4. Gradientes

En general se acepta que el gradiente neto es el gradiente de interés en la descripción del rendimiento hemodinámico de una prótesis valvular (109).Sin embargo las limitaciones en la evaluación del desempeño de la prótesis han sido observadas (110).

En situaciones habituales la sobreestimación de los gradientes puede ocurrir, particularmente con válvulas más pequeñas y en presencia de elevado gasto cardíaco. Causas de subestimación pueden ser observadas por un inadecuado registro doppler debido a problemas en la angulación del traductor con el jet estenótico.

Altos gradientes podrán ser observados con valvas normofuncionantes no siempre diferenciables del PPM o de la obstrucción valvular. Por el contrario, una ligera pendiente elevada en presencia de severa disfunción ventricular izquierda puede indicar una estenosis significativa. En los casos dudosos, anomalías en los movimientos de las valvas deberán ser determinadas ETE y hasta en algunos casos la fluoroscopía o la tomografía podrán ser de utilidad.

Por lo tanto, la capacidad de distinguir el mal funcionamiento de las válvulas protésicas en los estados de alto flujo en base solamente a los gradientes puede ser arriesgado.

3.4. Concepto de Regresión Ventricular

El diagnóstico de la hipertrofia ventricular izquierda (HVI) se ha incorporado a la práctica como un importante marcador de enfermedad cardiovascular. Independientemente de otros factores de riesgo, los pacientes portadores de masa ventricular elevada tienen un riesgo duplicado de morbilidad y mortalidad cardiovascular ya determinado años atrás en los estudios de Framigham (111-112-113). Incluso moderada HVI a menudo puede ser la causa de arritmias, insuficiencia cardíaca congestiva o muerte súbita. Si bien este proceso adaptativo es el factor predictivo más potente para el desarrollo de insuficiencia cardíaca, muy poca información disponible sobre la evolución en el tiempo podemos asentar.

Teniendo en cuenta estas aseveraciones, es de suponer que el objetivo buscado a través de la regresión de masa o la prevención del desarrollo de hipertrofia ventricular izquierda debería ser la reducción de aquellos eventos severos que aparecen como consecuencia de la misma y a la vez cuantificar la reducción del trabajo ventricular izquierdo juzgando la eficacia hemodinámica en los casos de un reemplazo valvular.

La reducción del factor de sobrecarga ventricular relacionado a la patología valvular aórtica, debería determinar la regresión de la misma. Este razonamiento tiene la evidencia en estudios realizados en pacientes con valvulopatía aórtica donde el tratamiento quirúrgico de la misma llevaba a una disminución de la masa ventricular post-cirugía actuando más sobre la de sobrecarga que sobre los mecanismos neurohumorales (114-115).Por lo tanto, la magnitud y la velocidad de regresión luego de un reemplazo de válvula aórtico deberían ser consideradas como determinantes de sobrevida a largo plazo.

Esto se ha manifestado en la búsqueda de alternativas diferentes y sustitutos valvulares capaces de maximizar dicha regresión de masa. Sin embargo la asociación existente entre ambos se encuentra sostenida en el beneficio clínico probado de pacientes con tratamientos anti-hipertensivos. Todavía no se encuentra evidencia concluyente del beneficio post-operatorio relacionado al reemplazo valvular. Más aún, el dogma del valor pronóstico de la reducción de la HVI post-operatoria probablemente debería ser cuestionado e inclusive no relacionado con eventos posteriores (116-117).

Esto podría sustentarse por varias razones. Por un lado la regresión de la hipertrofia en estos casos parece ser incompleta ya que las fibras de colágeno, especialmente en el septum interventricular, tardarían mayor tiempo en volver a su normalidad estructural o bien nunca regresar en aquellos pacientes con patología realmente hipertrófica. Por otro lado, la HVI es un factor independiente relacionado directamente con la edad. Por ello, en este grupo de pacientes añosos, otros factores deberán ser tomados en consideración a la hora de evaluar la regresión de masa. La hipertensión, a menudo presente en estos pacientes, influenciará aún más el grado de regresión ventricular. En aquellos pacientes pasibles de recibir un reemplazo valvular, se tornará dificultoso determinar si dicha regresión se encuentra relacionada a su edad, a la hipertensión, al reemplazo o bien al tipo de sustituto valvular utilizado.

Discrepancias han sido halladas a la hora de evaluar implantes protésicos de pequeño tamaño. Variantes de regresión incompleta y gradientes residuales postoperatorios han sido relacionados en este grupo de pacientes intervenidos acarreando consigo un efecto deletéreo íntimamente relacionado a la sobrevida. Otros autores sin embargo descartan esta asociación (9).

La otra variable a tener en cuenta es la regresión post-operatoria en el tiempo. Estudios sugieren que un año de seguimiento parece ser suficiente para evaluar dicha regresión en aquellos pacientes sometidos a reemplazo valvular aórtico no encontrando diferencias entre masa, estructura y función entre 6 meses y 3 años de operados, inclusive con diferentes tamaños protésicos (114-115). Monrad claramente demostró que la regresión ventricular izquierda es máxima en el primer año de seguimiento y que se necesitan más de 8 años para detectar una reducción adicional de dicha masa. En esta consideración se encontrarían diferentes sustitutos valvulares con soporte, dejando abierta la duda para pacientes sometidos a un reemplazo con válvula stentless o bien el uso de homoinjertos (118).

Tanto el sexo como el tamaño corporal están identificados como predictores de masa ventricular izquierda e HVI. Dichos factores por sí solo corrigen y estratifican .Sin embargo, muchos otros factores constitucionales y de exposición pueden conducir a cambios de masa de ventricular, confiriendo variaciones por sí solos y dificultando el rol que cada uno desempeña en forma aislada. La diferencia por razones de sexo, independientemente de cuestiones relacionadas con el tamaño corporal, tiene implicancias fisiopatológicas. Las mujeres han demostrado tener un aumento de la respuesta hipertrófica a la sobrecarga, incluso luego de la corrección del tamaño corporal. Este pronóstico desfavorable es sugerido en la bibliografía y asociado a un riesgo 5 veces mayor de muerte en comparación con el riesgo asociado en los hombres.

El tamaño corporal y el hábito también se encuentran asociados claramente a las dimensiones ventriculares y a su masa. La mejor manera para la normalización de esta última es aún controvertida y fuente de confusión para encasillar a los pacientes en el contexto de la HVI. No es sorprendente que los que tienen mayor masa ventricular izquierda sean más frecuentemente clasificados como hipertróficos. El uso de la fórmula de Dubois para el cálculo de área de superficie corporal reduce la variabilidad debido al tamaño corporal y al sexo, pero este puede subestimar la masa ventricular en la parte superior del rango de distribución de las superficies corporales. La obesidad por sí sola es un reconocido predictor independiente de morbimortalidad cardiovascular (119). Ha demostrado una asociación independiente con la HVI. Sin embargo y a pesar de dicha asociación, el impacto de esta variable podría ser menos de lo esperado y en ciertos casos no se encontraría representado como factor de riesgo asociado. No obstante, la obesidad sigue estando relacionada a múltiples complicaciones. Un ajuste o indexación por peso minimizaría la interferencia probable para el cálculo de masa. Parece prudente la utilización de índices no ajustados a la obesidad, tales como la altura, sobre en aquellos estudios en que el impacto de la obesidad está en cuestión.

La relación entre superficie corporal y la altura sugiere incrementos progresivos de las tasas de mortalidad. Sin embargo, pacientes clasificados como hipertróficos pero indexados solamente por la altura, no aumentarían el número de eventos cardíacos (120).Estas correcciones basadas en la altura por sí solas podrían determinar una función independiente de la obesidad en la hipertrofia ventricular estimando mejor la masa ventricular y el consiguiente mayor o menor riesgo cardiovascular.

La ecocardiografía empleada clínicamente por años, sigue siendo ampliamente disponible en todo el mundo y se convierte en uno de los más importantes métodos no invasivos para acceder a imágenes en la evaluación de la morfología y la dinámica cardíaca. No queda exento al análisis cuantitativo de la masa miocárdica y a su evolución posterior (121). Sin embargo, la aparente sencillez del procedimiento oculta varios pasos críticos intrínsecos que pueden limitar su validez clínica. Con la consiguiente atención relacionada de ciertos aspectos técnicos, sigue siendo un procedimiento seguro, barato y confiable para el diagnóstico clínico y epidemiológico en la investigación de la hipertrofia ventricular izquierda. Varias metodologías se han utilizado para definir un ventrículo hipertrófico y aportar así un valor a su masa. El límite a la resolución ecográfica estará intrínsecamente ligado a la obtención de una imagen de calidad adecuada principalmente por su ventana acústica. Por otro lado, cada medición es potencialmente causa de variabilidad. En mediciones en modo M, diferencias de aproximadamente un 5% en las mediciones pueden traducirse en significativos cambios de masa entre un 8% y 15% según bibliografía, pudiendo representarse en alrededor de 50 g. y estar relacionadas a mediciones del espesor de pared. Pequeñas diferencias en el volumen del ventrículo izquierdo también puede ser atribuible a los cambios en la posición del cuerpo o a condiciones en la carga ventricular. Un mismo observador puede tener diferencias de un 5% mientras que valoraciones entre observadores diferentes pueden llegar al 15%. Esto se ve concordado con diferencias en gramos de masa de forma significativa. El grado de reproducibilidad de los resultados se correlacionará directamente con la capacidad del operador y con la posibilidad de estandarizar y protocolizar los procedimientos. Este grado de reproductibilidad es ligeramente mejor con el formuleo actual que con los realizados y referidos a la convención de Pennsylvania.

Imágenes en modo M y bidimensional pueden ser empleadas para el cálculo de masa. El modo M permite una mejor definición de los bordes endocárdicos, ya que tiene una mayor resolución debido a la mayor velocidad de los fotogramas. La imagen Bidimensional, por otra parte, representa la verdadera forma ventricular e identifica anormalidades regionales del movimiento. La preferencia por el modo M se encuentra basada en la viabilidad y la disponibilidad de momento. Muchos de los estudios epidemiológicos fueron realizados en este modo. Si bien existe correlación con los hallazgos de las imágenes bidimensionales, estas últimas serían en realidad más adecuadas en pacientes cardiovasculares, donde la forma del ventrículo izquierdo adquiriría relevancia a la hora de estimar la masa del VI. Se ha sugerido una subestimación entre los dos procedimientos en alrededor de 20 grs.de masa. Otra causa de variabilidad en los resultados en la determinación de la masa puede atribuirse a errores de medición debido a la baja resolución de imágenes de equipos más antiguos. Gracias a los avances tecnológicos se han podido estandarizar y realizar validaciones para parcialmente minimizar las limitaciones de la determinación (122).La masa ventricular izquierda generalmente se calcula como la diferencia entre el volumen delimitado por el epicardio y el volumen ventricular izquierdo de la cavidad, multiplicado por una estimación de la densidad de miocardio. Sin embargo, la inclusión o exclusión de diferentes variables en las mediciones de la cavidad ventricular izquierda o de la pared del miocardio pueden dar lugar estas discrepancias ya relatadas en el resultado final.

Las fórmulas utilizadas para la estimación de la masa ventricular son variantes del mismo principio matemático. Los cálculos originales fueron publicados por Troy y colaboradores (123) en 1972 para estimaciones en Modo M donde:

Masa del VI = 1,05 ([+ DDIVI PWTD + GrS] 3 - [DDIVI] 3) g.

DDIVI = diámetro ventricular izquierdo en diástole

PWTD = espesor de la pared posterior en diástole

GrS = grosor del septum interventricular en diástole

Basado en estudios de necropsias, Devereux posteriormente sugirió variaciones a la fórmula primaria utilizando las recomendaciones de la Convención de Pennsylvania para la definición de los parámetros (Masa ventricular) =1.04 ([LVIDD + PWTD + IVSTD]^3- [LVIDD]^3) -13,6 g (124).

Cada ecuación de regresión se obtuvo basada en un convenio específico provocando una real confusión a la hora de correlacionar los estudios y en algunos casos con subestimaciones relacionadas en las mediciones. En base a estas discrepancias, nuevamente se determinaron cambios que fueron basados en la convención de la Sociedad Americana de Ecocardiografía, hoy en día la definición o el criterio más aceptado, donde:

Masa ventricular (ASE): 0,8 (1,04 ([+ DDIVI PWTD + GrS] 3 - [DDIVI] 3)) + 0,6 g. (125)

Estas diferencias en el formuleo pueden generar variaciones de masa ventricular en el rango de 15% en hombres y 18% en las mujeres, como ya fueron descriptas en el estudio de Framingham [18], por consiguiente en todos los resultados obtenidos deben tenerse reconocida la respectiva convención y ser tenida en cuenta adecuadamente en el momento de la comparación clínica (126-127).

Teniendo en cuenta todo lo expresado, el uso de la ecocardiografía deberá ser estandarizado y con los criterios a aplicar bien definidos. En la delineación de un estudio, la técnica en modo M y la fórmula de Devereux modificada (American Society of Echocardiography) permitirán el cálculo de la masa del ventrículo izquierdo con un aceptable nivel de precisión. La intención de maximizar el efecto de la regresión ventricular a expensas de operaciones más complejas, sustitutos valvulares más demandantes en su implementación, con un riesgo quirúrgico más elevado y costos hospitalarios encarecidos, deja abierta la puerta para seguir estudiando las implicancias relacionadas con la patología valvular. Probablemente se pueda lograr una mejor supervivencia post-operatoria antes de llegar al umbral irreversible de la hipertrofia ventricular .Estudios prospectivos posteriores dilucidarán dicha relación.

Conociendo que la apertura valvular es el factor determinante primario, valoraciones relacionadas han sido generadas con el propósito de correlacionar y llevar a la práctica el procedimiento de reemplazo valvular. Los términos en que el área valvular es relatada en la literatura a menudo no son claros cuando de EOA, GOA o área de Gorlin se refieren. Las comparaciones entre válvulas son dificultosas y a la vez poco fiables no pareciendo haber a la fecha un sólo parámetro válido. Tanto el área efectiva como la geométrica y la zona de Gorlin representan diferentes parámetros hemodinámicos altamente dependientes de la forma del flujo y del área aórtica transversal, por lo tanto es importante que los investigadores indiquen a cuál de ellos se están refiriendo cuando se utiliza el término de área valvular aórtica.

Considerado razonable utilizar la mayor área posible, el cirujano deberá recurrir al uso de áreas y flujos determinados por estudios en vivo o tablas de manufactura.

Si bien la aplicación de áreas valvulares efectivas indexadas como valor de predicción de resultados post-operatorios puede ser aplicable, las variables a las que dicha medición está vinculada determina una estricta definición de parámetros. Por esta razón y para evitar confusiones se sugirió relacionar el fenómeno de PPM a las áreas establecidas en base a los hallazgos recopilados in vivo y considerando que no es el tamaño o dimensión geométrica la que está en juego (128).

En contraposición, la utilización de áreas geométricas determinadas por observación directa puede ser válida y considerada en la medida de generar la mayor área geométrica posible en el momento de implante. Del mismo modo, el uso de tablas prefabricadas para áreas indexadas podría ser parcialmente ignorado.

Aunque el área obtenida por cateterismo (área de Gorlin) es equivalente desde el punto de vista hemodinámico, este método ha sido asociado a riesgos de embolización, por lo que es opinión general considerar al estudio invasivo solamente en casos de inciertos hallazgos ecocardiográficos (129). Teniendo en cuenta que sólo las áreas efectivas o geométricas son insuficientes a la hora de elegir un sustituto debido a la diversidad de modelos bioprotésicos actuales, es que el concepto de eficiencia de espacio deba ser tenido en cuenta por el cirujano para arribar al mejor desempeño.

3.5. El concepto de durabilidad

Sin lugar a dudas la degeneración de los injertos biológicos es el factor que, a la fecha, marca los resultados a largo plazo de los injertos bioprotésicos. A pesar de los avances en los diseños y los variables procesos de preparación, sigue siendo la complicación más frecuente que finaliza con la insuficiencia o estenosis valvular. Esta apreciación es más firme y fundamentada en aquellas válvulas con raíz aórtica incorporada proclive también a presentar daño estructural.

La ecuación tiempo y riesgo de reintervención se encuentran también íntimamente relacionados en el momento de valorar la durabilidad. El equilibrio entre el daño a ejercer y cualquier potencial beneficio a largo plazo debe ser suficientemente claro como para indicar nuevas técnicas. Es demasiado temprano para saber si la durabilidad de las bioprótesis con raíz puede ser comparada favorablemente con otros sustitutos similares con o sin soporte. Probablemente la mayoría de las válvulas tendrán una duración de 7 a 10 años. Se requieren por lo menos otros tantos años de experiencia para responder a este interrogante. De esta manera se esclarecen particularmente el grupo de menor edad con altas chances de ser reoperados, permitiendo de esta manera las ventajas del injerto sin el efecto indeseado de la anticoagulación y con perfiles hemodinámicos más fisiológicos.

La evaluación hemodinámica de los sustitutos “stentless” presenta además datos especiales que deben ser reconocidos. Por un lado le caben los lineamientos clásicos de las válvulas biológicas. Características positivas, tales como la baja trombogenicidad, sin el efecto hemolítico, un flujo central y la ausencia de ruido pesarán a favor sobre los injertos mecánicos. Por otro lado la durabilidad de la válvula afectará de algún modo la calidad de vida de los pacientes. Como ya fue expresado, al ser sustitutos con raíz y aplicarlos a dichos reparos, no se encuentran exentos de efectos degenerativos asociados al conducto, como pseudoaneurismas o dehiscencias en los implantes coronarios. Estas consideraciones adicionales e inherentes a la pared aórtica porcina, parte integral del dispositivo, no responden de la misma manera como lo hacen los otros tipos de injertos manufacturados. La estructura celular y el estroma son intrínsecamente diferentes.

El proceso de degeneración estructural y la durabilidad no solamente se ven relacionados con los mecanismos de fijación o preservación. Varios otros factores pueden contribuir y afectar dicha durabilidad. El concepto de un xenoinjerto aórtico porcino implica un dispositivo de alto perfil con inclusión de la raíz y de la porción sinusal aórtica. Cambios relacionados al tamaño ventricular podrían causar erosión de la pared ventricular o bien obstrucción del tracto de salida debido a la incorrecta inserción de la prótesis. La cúspide coronariana derecha de la válvula aórtica porcina presenta una barra muscular, extensión del miocardio septal. Esta porción muscular frecuentemente implicada en el proceso de calcificación podría reducir la flexibilidad y, en consecuencia el área del orificio valvular, creando gradientes transvalvulares significativos en los números pequeños, con la consiguiente repercusión hemodinámica. Tanto los soportes rígidos de los primeros modelos valvulares como los actuales de polipropileno más flexible vieron sus efectos inmiscuidos en la durabilidad. La resistencia a la fatiga fue dando lugar a mayor tensión o stress tisular. Las ventajas de estos cambios no han sido claramente demostradas y hoy todavía llena de dudas su importancia. Thomson y Barratt-Boyes llevaron a cabo pruebas in vitro y concluyeron que la flexibilidad del stent o soporte no tuvo impacto significativo en la reducción del stress comisural (130). Si bien pueden presenciarse deformaciones en los soportes, pocos casos en la literatura se asocian a explantes, en general vinculados a raíces aórticas o ventrículos izquierdos pequeños.

La fijación en glutaraldehídos es tan sólo el primer paso en el proceso de tratamiento de tejidos. El objetivo final es evitar la calcificación. Dicha fijación permite la conservación del tejido, la esterilidad, la biocompatibilidad y la estabilidad estructural. Sin embargo su eficacia en la estabilización del tejido muscular y neutralización antigénica es cuestionable. Laceraciones espontáneas pueden ocurrir causando regurgitación, con evidencia histológica de infiltrados celulares. Resta dilucidar si dicha reacción es inmunogénica o bien relacionada con cuerpo extraño.

Los determinantes en la mineralización de los sustitutos biológicos son multifactoriales. La vinculación con el metabolismo del huésped, la estructura del implante y las causales de orden mecánico son los factores más estrechamente relacionados. La calcificación acelerada es mayor vista en los pacientes jóvenes donde la tasa de fracaso es significativamente mayor y, si bien esta relación está bien pre-establecida, los mecanismos intrínsecos son inciertos.

La llamada calcificación distrófica intrínseca es la principal causa de fracaso a largo plazo en todas aquellas bioprótesis tratadas con glutaraldehido como fijador. A lo largo de los años casi todas las válvulas comienzan a presentar dicho deterioro estructural. La calcificación es un progresivo fenómeno que permite, a bajo riesgo, la reoperación electiva. Iniciada principalmente en las células no viables del tejido conectivo que se han desvitalizado pero no removidas por los procedimientos de pre-tratamiento de glutaraldehído, la mineralización puede extenderse desde las comisuras hacia el cuerpo de la cúspide, causando rigidez y posterior estenosis. Probablemente el comienzo se presente a nivel comisural, dado que en casi todos los casos dichas estructuras se encuentran comprometidas y asociadas a regiones de máximo stress. Lesiones electivas pueden terminar en desgarros y posterior insuficiencia valvular. La incompetencia es la presentación clínica habitual debido en general a la fragmentación con pérdida de sustancia. La calcificación de la pared aórtica juega un papel especial relacionado a las válvulas con inclusión de la raíz. La deposición mineral ocurre más acentuadamente en las capas de la media. Las porciones de pared más expuesta a la sangre en estos tipos de injertos podrían estar asociadas a la mineralización y ser potencialmente perjudicial pudiendo endurecer la raíz, alterar la hemodinamia, causar obstrucción, potenciar la ruptura de la pared, o ser origen de fenómenos embólicos.

Por otra parte, el glutaraldehído por sí mismo podría favorecer la mineralización. Si bien es el método de preparación más utilizado con las bioprótesis, estudios previos han demostrado que la propia fijación propicia la calcificación de los tejidos. Por consiguiente, estudios han investigado modificaciones y alternativas al glutaraldehído convencional. En análisis ultraestructural demuestra que en las bioprótesis, los primeros núcleos de calcificación se producen en células u organelas de membrana en forma de fragmentos celulares o vesículas extracelulares y sólo más tarde las fibras de colágeno estarían involucradas. La juventud, la insuficiencia renal, e incluso el embarazo han sido identificados como factores de riesgo, probablemente debido a una alteración del metabolismo del calcio.El crecimiento de tejido fibroso procedente del anillo de dacron frecuentemente invade la superficie de la cúspide valvular y probablemente sea causa de depósitos trombóticos en dicho lugar. Su crecimiento excesivo puede facilitar la obstrucción del orificio valvular e incluso manteniendo la integridad y la flexibilidad de las valvas. Este es en general un fenómeno lento y progresivo que permite realizar una cirugía de reoperación electiva.

Impacto de la presión de fijación

Las primeras bioprótesis porcinas fueron fijadas en glutaraldehído a altas presiones (80-100 mmHg) para asegurar una profunda penetración en todas sus capas. Este proceso, muy traumático, provocaba una severa alteración estructural de la válvula. Cambios con pérdida de la capa endotelial, fenómenos autolíticos en los fibroblastos de la fibrosa y esponjosa con interrupción de la membrana celular y la extrusión de los orgánulos pueden afectar negativamente la durabilidad y favorecer la calcificación de las bioprótesis.

Para mantener la estructura, se ha introducido en la fabricación de bioprótesis de segunda generación la fijación de glutaraldehído a baja o incluso presión zero. Se ha demostrado de esta manera la mejor conservación del colágeno y del contenido de proteoglicanos, junto con la flexibilidad de las cúspides, y por lo tanto respetando la resistencia a la tensión mecánica. Este concepto de fijación fue introducido por primera vez en los 90s por Medtronic Inc., permitiendo instilaciones de una solución de glutaraldehído desde cualquier extremo de la raíz a 40 mmHg (presión diastólica del cerdo), denominándose “ presión fisiológica ", mientras que los velos aórticos son suspendidos en el medio con presión zero a ambos lados (131).El objetivo de este método consistía en preservar la morfología lo más normal posible permitiendo patrones de flexión más naturales a través del ciclo cardíaco. Los análisis de la mecánica valvular demostraron una variabilidad muy grande en la extensibilidad y la resistencia a la flexión, proponiéndose como una mejor alternativa para los xenoinjertos existentes. La esperanza y la expectativa generada por este procedimiento y la asociación con tratamientos anticálcicos para mejorar la durabilidad valvular es todavía una cuestión abierta. Muchos años de seguimiento detallado son necesarios aún.

Las estrategias para la realización de protocolos de decalcificación o anticalcificación han sido variadas; sin embargo han proyectado sus recursos en la búsqueda de agentes sistémicos, terapias locales aplicadas a los dispositivos con liberación de drogas, o bien modificaciones sobre el biomaterial, por ejemplo la eliminación de componentes pro-calcificadores, agentes endógenos o alteraciones químicas. Dichas estrategias se enfocan más probablemente a un mejor rendimiento clínico a corto plazo e implicando modificaciones al sustrato, ya sea mediante la eliminación o la alteración de un agente calcificante. Algunos agentes anticalcificantes parecen tener efectos diferenciados sobre la pared aórtica y las valvas. La calcificación de una pared aórtica expuesta puede traer significativos problemas con alguno de los injertos con raíz manufacturados. Terapias combinadas con varios agentes pueden ofrecer una sinergia de efectos beneficiosos para permitir una simultánea prevención de la calcificación de la aorta, su pared, y las valvas. Los modelos animales han demostrado ser útiles, pero un exámen anatomopatológico cuidadoso de los dispositivos explantados es esencial, ya que sólo el cuerpo humano proporciona la última prueba de la durabilidad de una bioprótesis (132).

Como inhibidor de la formación de hidroxapatita, el etano-1-hidroxi-1, un bisfosfonato, ha sido utilizado en la inhibición de la calcificación patológica y para el tratamiento de la hipercalcemia. Aprobado por la FDA en uso vía oral, es administrado para estabilizar la osteoporosis. Tanto como pretratamiento local o sistémico sobre el huésped, los difosfonatos inhiben la calcificación de las bioprótesis en forma experimental.

Los iones trivalentes metálicos representados por el hierro (FeCl3) y aluminio (AlCl3) inhiben la calcificación en los modelos de implantes subdérmicos tanto porcinos como pericárdicos. Parte de esta acción puede ser debida a la formación de complejos con fosfatos, disminuyendo su disponibilidad para la formación de fosfato de calcio. También inhiben la actividad de la fosfatasa alcalina, que puede estar involucrada en el proceso de calcificación inicial. Recientes estudios han demostrado que el cloruro de aluminio evita la calcificación de elastina a través de una alteración estructural permanente de su molécula. El aluminio es una parte esencial del tratamiento Bilinx desarrollado por St. Jude Medical (SJM) en su "Toronto root" donde, luego de la preservación con glutaraldehído, se realiza el tratamiento correspondiente con cloruro de aluminio y luego etanol para las cúspides de la valvulares (133).

El ácido dos alfa amino-oleico (AOA, Biomédica, Atlanta) se une de forma covalente a restos amino aldehídos residuales en el tejido e inhibe el flujo de calcio a través de la bioprótesis. Este agente trabaja sobre las cúspides pero no sobre la calcificación de la pared aórtica, o bien en menor medida. Luego de la fijación con glutaraldehído, la válvula es expuesta a una solución del compuesto en condiciones precisas de tiempo, temperatura y pH (134-135).

Como removedores o modificadores del material cálcico, las sustancias surfactantes y el etanol juegan un rol preponderante. Teóricamente, uno de los mecanismos por el cual sustancias surfactantes reducirían la calcificación valvular sería por la extracción de ácidos fosfolipídicos. El uso y la incubación de los tejidos bioprotésicos con ácido dodecilsulfato de sodio (Medtronic T6) se asocia con una reducción de la mineralización, probablemente como resultado de una supresión inicial a nivel de la membrana celular donde los iones de calcio reaccionan y forman fosfatos de calcio (136).

La preincubación con etanol evita la calcificación de las cúspides valvulares en los implantes subdérmicos en ratas y en reemplazos valvulares mitrales en ovejas. Utilizado como pre-tratamiento en Europa, su uso en combinación con aluminio para la pared aórtica de un injerto sin soporte se encuentra actualmente en ensayos clínicos. El etanol permite que no queden radicales libres que desestabilicen la célula ni produzcan citotoxicidad, aumentando la resistencia a la calcificación. Además, se extrae el 99 % de colesterol celular y otro tanto de fosfolípidos. Los trabajos de Robert Levy dieron lugar al patentamiento de la tecnogía Linx (SJM) actualmente en uso. También es el utilizado por Edwards en XenologiX (137).

El método No-React (NR) desarrolado por Biocor (Brasil) ha demostrado comparables resultados en lo que respecta a las válvulas biológicas. Implica el entrecruzamiento aldehído para lograr una alta resistencia a la biodegradación, un proceso de desintoxicación y una modificación de la superficie con un agente surfactante. De esta manera se mantiene la arquitectura intrínseca de colágeno y la integridad estructural de las cúspides tanto bovinas como porcinas. La desintoxicación de aldehídos inhibe la enucleación en los tejido del injerto observando una supresión casi completa de la mineralización del implante y protegiendo los componentes del tejido, es decir, el colágeno y las células del tejido conectivo (138). Sin embargo, trabajos comparativos demostraron cierto grado de dudas con el empleo de este método de decalcificación (139).

En definitiva, parecería que una combinación de tratamientos podrían en la actualidad ser partícipes referentes para abordar la cuestión del comportamiento diferencial de la pared aórtica y de las valvas. Los efectos diferenciables de algunos agentes anticalcificantes permiten la utilización sinérgica y simultánea aportando estrategias diferentes. Modificaciones en los biomateriales o la administración local de drogas pueden ser claves para cumplimentar este requisito. Compuestos epoxi, carbodiimidas, acilo azidas, y otros se encuentran en investigación y aún no han tenido traducción clínica.

4.0 Material y métodos

4.1. Criterios de inclusión:

Fueron enrolados, evaluados y con la posibilidad de ser intervenidos quirúrgicamente un grupo de pacientes con el criterio sintomatológico de enfermedad valvular aórtica, con o sin asociación a otra alteración cardíaca concomitante y con indicación de un reemplazo valvular aórtico.

4.2. Criterios de exclusión:

Desde el punto de vista clínico quedaron excluídos los pacientes con cirugía valvular aórtica previa o cualquier otro procedimiento en que se hubiera accedido al pericardio previamente y aquellos negados a ser incluídos en el protocolo. Desde el punto de vista anatómico, quedaron excluídos aquellos pacientes que presentaron calcificación severa de los senos aórticos diagnosticados ántes y durante el procedimiento quirúrgico, los pacientes con dilatación de la unión sinotubular, o bien con variantes anatómicas como la inserción atípica de las ostia coronarias (muy bajos en relación con el anillo aórtico), haciendo imposible el implante de válvulas sin soporte ("stentless"). La presencia de válvulas bicúspides no fueron consideradas como una contraindicación para el implante de este tipo valvular.

4.3 Definición de variables

La revisión de todas las variables referidas al protocolo de investigación se encuentran detalladas en el ANEXO DIGITAL.

4.4. Obtención de muestras.

Los respectivos registros médicos fueron realizados para la obtención de datos clínicos y demográficos preoperatorios, ecocardiográficos pre y postoperatorios y el consecuente seguimiento. En todos los casos fueron obtenidos los consentimientos escritos informados respectivos de los pacientes y la aprobación del comité ético de la institución correspondiente.

Los procedimientos quirúrgicos fueron asignados e intervenidos por el mismo equipo de cirujanos con extensa experiencia en tratamientos quirúrgicos de la válvula aórtica. Tanto el criterio de severidad de la patología valvular aórtica como la de la indicación quirúrgica fueron juzgadas por el equipo de Cardiología de la institución y por los cirujanos intervinientes en base a los parámetros establecidos por la American College of Cardiology (ACC) y la American Heart Association (AHA) y referidos en sus Guías (33).

De la misma manera el grupo de pacientes estudiados recibieron un reemplazo bioprotésico debido a la política del Servicio y sustentada en los criterios establecidos por las Guías ACC/AHA quienes recomiendan este sustituto en aquellos pacientes mayores de 65 años sin factores de riesgo para tromboembolismo o quienes no puedan recibir tratamiento anticoagulante asociado (acenocumarol) basado en el mayor deterioro estructural de la prótesis y en el aumento de riesgo de sangrado en este grupo etario (33).

Los estudios ecocardiográficos fueron realizados en nuestras instituciones de trabajo por similares operadores y con equipamiento standart de última generación. En todos los casos se completó el diagnóstico de patología valvular aórtica por medio de ecocardiografía transtoráxica preoperatoria o bien transesofágica si hubiese sido necesaria para corroborar el diagnóstico.En todos los casos se realizó angiografía coronaria con ventriculograma con el objeto de identificar aquellos pacientes con coronariopatía asociada.

Fueron realizados los correspondientes reemplazos valvulares en forma electiva o de urgencia, con circulación extracorpórea. Se asociaron otros procedimientos quirúrgicos según los hallazgos preoperatorios (revascularización miocárdica, reemplazo de aorta ascendente, procedimientos sobre la válvula mitral, etc). Los diámetros del anillo aórtico fueron medidos con el uso de sets standarts de medidores referidos por las empresas manufacturadoras. A las técnicas y etapas habituales relacionadas con el reemplazo valvular aórtico se le sumaron las propias relacionadas con el tipo de sustituto implantado y estrechamente ligadas a las especificaciones técnicas dependientes y provistas por cada una de las empresas de manufactura y de referencias en la literatura. Innovaciones de aquellas técnicas estarán relacionadas a la evolución y a los resultados presentados en la literatura en el transcurso del estudio.

Con respecto a los sustitutos valvulares sin soporte, fueron implantados modelos diferentes dependiendo de las variaciones anatómicas halladas en cada caso particular. Las especificaciones de cada modelo se encuentran descriptas en el anexo C.

El seguimiento se realizó mediante control periódico clínico y ecocardiográfico realizado en nuestras instituciones de trabajo. Se utilizó la comunicación telefónica sólo en los casos en que no pueda accederse a la consulta del paciente de alguna otra manera y para verificar la muerte o la pérdida de seguimiento.

Un régimen de anticoagulación fue continuado por 3 meses con anticoagulantes orales (acenocumarol) con niveles de RIN (o INR, International Normalized Ratio) supervisados y valores entre 2,5- 3,5. Se incluyeron la aplicación de heparina subcutánea de bajo peso molecular para el primer día postoperatorio en forma conjunta con la anticoagulación oral.

La valoración ecocardiográfica fue realizada en base a protocolos previamente establecidos y teniendo en cuenta la evolución de cada uno de los pacientes. Para ello fue organizado un equipo de 2/3 operadores experimentados que realizaron las respectivas vistas standards ecográficas pre y postoperatorias. Se implementó el uso de ecógrafos de última generación para la evaluación de medidas y morfología. Las variables utilizadas para el análisis de masa y regresion ventricular y el comparativo de gradientes transvalvulares fueron realizadas en un periodo entre los 9 y 12 meses del seguimiento.

Tanto la morfología cardíaca (cámaras y tamaños de las paredes ventriculares, motilidad parietal y estructura valvular) como la funcionalidad (fracción de acortamiento, fracción de eyección) y la hemodinámica transvalvular fueron realizadas con imágenes ecocardiograficas en modo M y 2-D, doppler contínuo y pulsado y doppler color, utilizando varias ventanas para una visualización óptima y minimizando las angulaciones entre el haz y la dirección del flujo. En los casos de hallazgos dudosos, técnicas transesofágicas (ETE) podrán ser realizadas para confirmar resultados.

Fueron tomados en cuenta parámetros o variables cuantitativas y cualitativas para la valoración ecocardiográfica valvular. Se detallan los siguientes parámetros hemodinámicos ecocardiográficos y estratificados para cada tamaño valvular: Velocidad pico, Gradiente pico, Gradiente medio, VTI, DVI, y el cálculo de áreas valvulares efectivas por ecuación de continuidad (EOA), cálculo del EOAI (área orificio aórtico indexado por superficie corporal), evaluación de la regurgitación valvular, índice cardíaco, etc. También se evaluaron en forma rutinaria los tamaños de las cámaras auriculares y ventriculares, espesor de la pared posterior ventricular, grosor septal, trombos o masas cavitarias, anomalías pericárdicas, y diámetros de las raíz aórtica y distancia sinotubular y función ventricular sistólica y diastólica .Todas las mediaciones determinadas fueron realizadas de acuerdo a las recomendaciones propuestas por los reportes de la ASE (American Society of Echocardiography) (74). La categorización clínico-funcional estará relacionada a la clasificación de la NYHA (New York Heart Association) cuando de evaluación de la calidad de vida se trate. Se utilizará el Score de predicción de mortalidad operatoria EuroScore II (European System for Cardiac Operative Risk Evaluation). La función ventricular se clasificará de acuerdo a las normas de la ASE (American Society of Echocardiography's) en forma descriptiva determinando Grado 1: Fracción de eyección > 50% (normal), Grado 2: entre 40%-49% (leve), Grado 3: entre 30%-39% (moderada) y Grado 4 < del 30% (severa) (74). La hipertensión arterial (HTA) se identificó particularmente con el propósito de asociarla a la necesidad de un continuo tratamiento específico con fármacos antihipertensivos. Será definida la Insuficiencia Renal como niveles de creatinina sérica >1.5 mg/dL o de Filtrado glomerular < 60 mL por minuto durante tres meses período mayor.

Las complicaciones referidas a la válvula y las generales inherentes a la población serán analizadas.Tanto la mortalidad como la morbilidad serán especificadas acorde a las guías establecidas por la AATS (American Association for Thoracic Surgery), STS (The Society of Thoracic Surgeons), y la EACTS (The European Association for Cardio-Thoracic Surgery) facilitando el análisis y el reporte de los resultados clínicos (140). La variable mortalidad temprana será considerada como tal cuando dicho resultado ocurra por cualquier causa durante la hospitalización inicial y/o dentro de los primeros 30, 60 o 90 días del procedimiento, reportada en forma de porcentajes o de cálculos actuariales. Pasado dicho lapso se considerará tardía. La mortalidad referida a la válvula será aquella causada por deterioro valvular, disfunción no estructural, trombosis, sangrado o endocarditis referida a la válvula, muerte referida a reintervención valvular, muerte súbita o inexplicable. También será evaluada la mortalidad por otras causas no inherentes al procedimiento.

El daño tisular estructural y la funcionalidad valvular serán tomadas en cuenta de acuerdo a las observaciones ecocardiográficas y al status clínico del paciente. La morbilidad será referida al deterioro estructural y a la disfunción no estructural. Los cambios intrínsecos relacionados con el deterioro de la estructura valvular incluyen el deterioro o disfunción de la válvula implantada (se excluye infección o trombosis), determinado por reoperación, autopsia o referencia clínica. Se encuentra referido a largo plazo como desgaste, fractura, pérdida del asiento, calcificación, rotura de las valvas, alteración de los componentes de la línea de sutura, nueva ruptura de cuerdas, retracción de las valvas, etc. La disfunción no-estructural refiere a los problemas no intrínsecos de la válvula, resultando en estenosis, insuficiencia o hemólisis. Si bien no involucra directamente los componentes del sustituto, resulta en disfunción valvular, por ejemplo la presencia de pannus con atrapamiento, leak paravalvular, inapropiado tamaño o posicionamiento, obstrucción luego del implante, dilatación sinotubular etc.

Trombosis valvular: Referida al trombo no causado por infección localizado cerca o en la válvula operada produciendo oclusión de flujo e interfiriendo con la función.

Embolismo: Evento ocurrido en ausencia de infección en el periodo perioperatorio inmediato, pudiendo manifestarse en forma neurológica (temporaria o permanente) o bien no cerebral (obstrucción completa o incompleta de una arteria periférica).

Sangrado: Episodio de sangrado interno o externo que cause la muerte, mayor hospitalización o necesite de transfusión.

Endocarditis: Referida a la válvula operada, estará basada en la evidencia de abscesos, leaks paravalvulares, vegetación secundaria, hallazgos similares en la autopsia, o bien referida a los criterios de Duke para endocarditis si no sucede la reoperación o el hallazgo de autopsia.

Los eventos adversos mayores relacionados a la válvula incluirán la mortalidad referida a la válvula, todas las causas de morbilidad relacionada al dispositivo y la necesidad de nuevo marcapasos definitivo o cardiodesfibrilador dentro de los primeros 14 días del implante. La clasificación y valoración de la (IA) postquirúrgica estará en concordancia con los criterios descriptos en la respectiva literatura.

Las fórmulas utilizadas para el cálculo de variables pueden ser apreciadas en el ANEXO D.

4.5. Población

La población en estudio incluyó un análisis retrospectivo y prospectivo de 103 pacientes con estenosis, insuficiencia o enfermedad mixta valvular aórtica con un determinado predominio, con o sin enfermedad coronaria u otra patología asociada. Las tablas 11-12 sumarizan las características demográficas pre e intraoperatorias de la población estudiada.

Tabla 11. Datos demográficos preoperatorios de la cohorte general

Número de ptes.	**103 ptes.**
Edad (años)	**75,02**
Edad > 75ª	**49 ptes.**
Sexo	**57 masc.**
Superficie corporal (m^2)	**1,78 +/- 0,17**
IMC (kg. /m^2)	**26,13 +/- 3,64**
FV (pre) moderada	**27,2%**
FV (pre) severa	**5,8%**
FV (pre) mod-severa	**33%**
NYHA III – IV	**58,67%**
Euroscore (%)	**3,37 +/- 3,32**
Gradientes pico (mmhg)	**89,56 +/-17,5**

AV (cm^2)	0,59 +/-0,12		
Síntomas	94%	*Enfermedad cardíaca asociada*	
Angina III-IV	20%	Coronariopatia	43,7%
Disnea III-IV	44,66%	Enf. Valvular mitral	9,7%
EPOC	35%	*Lesión valvular aórtica*	
FA	2,9%	Estenosis	55,3%
IAM	5,8%	Insuficiencia	3,9%
MCP	4,8%	Mixta	40,78%
HTA	68%		
ACV	3,9%	*Etiología*	
		Degenerativa/ Reumática	96,1/2,9%
Cx. Electiva/Urgencia	75,7/24,3%		

Tabla 12. Datos intraoperatorios de la cohorte general.

Tiempo CEC (min)	115 +/- 25
Tiempo de clampeo (min)	89+/- 23
Técnicas de Implante	
Miniroot	2%
Raiz completa	6%
Subcoronariano	92%

Procedimientos adicionales	
CRM + RVA	**41,7%**
Reemplazo de Ao Ascendente	**3%**
Comisurotomía mitral	**2%**
Puentes /paciente (combinados)	**2 p/ptes.**
Tamaño Valvular	
19	**8 %**
20	**2%**
21	**23%**
22	**5%**
	31%
25	**26%**
27	**5%**
Tamaños valvulares < 21	**33%**

Modelos	
Freestyle	**31,07%**
O'Brien Cryolife	**58,25%**
USL	**10,68%**

Con propósito de evaluar la hemodinamia valvular pre y postoperatoria se particionó la población en un subset de 75 ptes . Este subset fue evaluado a través de los gradientes transvalvulares, las EOAs y los cálculos de masa ventricular. Todas las mediciones realizadas para conformar el comparativo fueron realizadas por ecocardiografía-doppler entre los 9 y 12 meses del seguimiento. Se sumariza en la tabla 13-14 las características pre e intraoperatorias de esta subserie de ptes.

Tabla 13: Datos demográficos preoperatorios de la cohorte 75 pacientes.

Número de ptes.	75 ptes.		
Edad (años)	75,12+/- 4,41		
Edad > 75ª	49 ptes.		
Sexo	48 masc.		
Superficie corporal (m^2)	1,79+/- 0,17		
IMC (kg. /m^2)	26,50+/- 3,50		
FV (pre) moderada	17%		
FV (pre) severa	7%		
FV (pre) mod-severa	24%		
NYHA III – IV	59%		
Euroscore (%)	3,13 +/-3,23		
Gradientes pico (mmhg)	89,2 +/-18,42		
AV (cm^2)	0,59 +/- 0,12		
Síntomas		*Enfermedad cardíaca asociada*	
Angina III-IV	32 %	Coronariopatia	44%
Disnea III-IV	40%	Enf. Valvular mitral	8%
EPOC	33 %	*Lesión valvular aórtica*	
FA	5 %	Estenosis	57%
IAM	4 %	Insuficiencia	4%

MCP	4 %	Mixta	39%
HTA	65 %		
ACV	5 %	*Etiología*	
		Degenerativa/Reumática	97 / 3%
Cx. Electiva/Urgencia	80/20%		

Tabla 14: Datos intraoperatorios cohorte 75 ptes.

Tiempo CEC (min)	112,68 +/- 21,73
Tiempo de clampeo (min)	87,69 +/- 19,23
Técnicas de Implante	
Miniroot	1%
Raiz completa	7%
Subcoronariano	91%
Procedimientos adicionales	
CRM + RVA	44%
Reemplazo de Ao Ascendente	3%
Comisurotomía mitral	3%
Tamaño Valvular	
19	9%

20	**0%**
21	**26%**
22	**7%**
23	**29%**
25	**24%**
27	**5%**
Tamaños valvulares < 21	**35%**

4.6 diseño estadístico

Para el análisis estadístico del caso de estudio se ha utilizado el t.test y la regresión lineal múltiple del paquete Minitab 14.1.

Las variables continuas se han expresado como media +/- desviación estándar. Las variables categóricas se han expresado como porcentajes. Para detectar cambios significativos en los datos ecocardiográficos y la comparación pre y postoperatoria de las variables designadas, se ha utilizado el test de la t de Student para datos pareados en muestras relacionadas; ya que los datos presentaban una distribución normal. En todos los casos se han considerado significativos los valores de $p < 0,05$. El análisis de regresión lineal múltiple se ha utilizado para analizar los factores predictivos de morbimortalidad. Fueron evaluadas las siguientes variables: Edad ,sexo, peso, altura, BSA, IMC, Euroscore, hipertensión arterial, diabetes, enfermedad pulmonar crónica, IRA, ACV, endocarditis, presencia de coronariopatía previa, IAM previo, arteriopatía periférica , fibrilación auricular previa, implante previo de marcapasos, enfermedad mitral previa , mediciones ecocardiograficas previas, EOAs previas, número de implante protésico, tiempos de la intervención (by pass y clampeo) y tipo de patología predominante previa. Las variables con menor coeficiente de correlación de Pearson fueron utilizadas para seleccionar el mejor modelo de regresión lineal múltiple.

TABLA 15	pre	post	*p-value* < 0.05

Se compararon las medias de los parámetros pre y post operatorias de la muestra. Los parámetros evaluados fueron: Gradiente pico, SIV (Septum Interventricular expresado en cm.), DDVI (Diámetro Diastólico Ventricular Izquierdo expresado en cm.), PP (Pared posterior expresada en cm), LVM (Masa ventricular Izquierda expresada en grs.), Indice de Masa ventricular Izquierda expresada en g/ m^2), EOA (Area Efectiva del Orificio Valvular expresada en cm^2) y el EOAI (Area Indexada del Orificio Valvular expresada en cm^2/ m^2. Lo antedicho se encuentra expresado en la tabla 15.

A su vez, y con el criterio de seleccionar pacientes de alto riesgo, se analizaron aquellos mayores de 75 años, los que presentaban anillos valvulares con implantes pequeños, y el subgrupo de pacientes con deterioro moderado – severo de la función ventricular. El mismo análisis estadístico fue realizado con las correspondientes muestras. Se ejemplifican en las siguientes tablas (16-17-18):

- **Tabla 15: Valores pre y postoperatorios evaluados por Ecocardiografía. GRUPO : 75 Pacientes**

Gradiente pico	**89,2 +/- 18,42**	**21,69 +/- 14,23**	**0,000000**
SIV (mm)	**1,53 +/- 0,16**	**1,34 +/- 0,19**	**0,000000**
DDVI (mm)	**5,06 +/- 0,53**	**4,77 +/- 0,56**	**0,000698**
PP (mm)	**1,38 +/- 0,17**	**1,18 +/- 0,17**	**0,000000**
LVM (grs)	**316,25 +/- 59,93**	**237,85 +/- 65,45**	**0,000000**
LVMi (grs/m²)	**177,24 +/- 34,24**	**133,23 +/- 35,97**	**0,000000**
EOA(cm²)	**0,59 +/- 0,13**	**1,69 +/- 0,39**	**0,000000**
EOAi (cm²/m²)	**0,33 +/- 0,08**	**0,95 +/- 0,19**	**0,000000**

- **Tabla 16: Pacientes Mayores de 75 años**

Tabla 16 > 75 años	**Pre**	**Post**	**p-value < 0.000**
Gradiente pico	92,71 +/- 14,35	22,74 +/- 16,57	0,000000
SIV(cm)	1,54 +/- 0,16	1,34 +/- 0,18	0,000000
DDVI(cm)	5,02 +/- 0,53	4,74 +/- 0,49	0,003925
PP(cm)	1,41 +/- 0,16	1,21 +/- 0,17	0,000000
LVM (g/s)	320,13 +/- 61,73	238,17 +/- 61,98	0,000000
LVMi (g/m^2)	179,03 +/- 36,48	133,32 +/- 35,3	0,000000
EOA (cm^2)	0,59 +/- 0,13	1,65 +/- 0,36	0,000000
EOAi (cm^2/m^2)	0,33 +/- 0,08	0,92 +/- 0,18	0,000000

- **Tabla 17 :Pacientes con Anillos pequeños**

Tabla 17 Anillos pequeños	**Pre**	**Post**	**p-value < 0.000**
Gradiente pico	84,92 +/- 16,94	21,69 +/- 8,84	0,000000
SIV(cm)	1,53 +/- 0,15	1,29 +/- 0,17	0,000001
DDVI(cm)	4,87 +/- 0,47	4,57 +/- 0,42	0,009438
PP(cm)	1,36 +/- 0,18	1,13 +/- 0,13	0,000001
LVM (g/s)	293,88 +/- 56,29	208,32 +/- 48,6	0,000000
LVMi (g/m^2)	176,41 +/- 37,67	125,87 +/- 35,79	0,000004
EOA (cm^2)	0,62 +/- 0,11	1,58 +/- 0,27	0,000000
EOAi (cm^2/m^2)	0,37 +/- 0,07	0,93 +/- 0,16	0,000000

- **Tabla 18: Pacientes Función Moderada - Severa.**

Tabla 18 FV Moderada Severa	Pre	Post	p-value < 0.000
Gradiente pico	87,12 +/- 17,62	18,35 +/- 9,09	0,000000
SIV(cm)	1,51 +/- 0,12	1,33 +/- 0,21	0,002179
DDVI(cm)	5,34 +/- 0,57	5,05 +/- 0,75	0,106745
PP(cm)	1,38 +/- 0,17	1,18 +/- 0,22	0,002833
LVM (g/s)	339,12 +/- 62,05	258,56 +/- 78,33	0,001116
LVMi (g/m²)	187,19 +/- 33,86	141,49 +/- 36,62	0,000325
EOA (cm2)	0,6 +/- 0,12	1,87 +/- 0,52	0,000000
EOAi (cm²/m²)	0,33 +/- 0,08	1,02 +/- 0,23	0,000000

5.0. Meta-análisis

5.1. Resultados y discusión

Determinar las ventajas y desventajas potenciales de un sustituto valvular es en general una tarea difícil. Los resultados analizados en la literatura son a veces heterogéneos permitiendo arribar a conclusiones dudosas. Los estudios observacionales que se encuentran en riesgo de sesgo, la falta de evaluaciones de calidad para datos primarios comparando poblaciones a veces discímiles y seleccionadas sobre la base de indicaciones clínicas, conducen a desequilibrios en los factores pronósticos basales. Por otro lado el continuo avance tecnológico en ciertas ocasiones permite la comparación de prótesis de distinta generación. Modelos recientes se mezclan con performance hemodinámicos de primera generación. Válvulas obsoletas son descriptas en revisiones y estudios comparativos. Normas para los tratamientos anticoagulantes diferentes, evaluadas con distinto coeficiente internacional normalizado (RIN), permiten llegar a conclusiones erróneas relacionadas con las complicaciones hemorrágicas.

Desde el punto de vista hemodinámico, cortos seguimientos con dudosa evidencia de mejoría en la función ventricular aportan datos equívocos relacionados con la regresión ventricular y el uso de áreas efectivas o geométricas extraídas de tablas impiden consensuar el criterio para evaluar la severidad del PPM. A pesar de ésta heterogeneidad, el cirujano deberá saber interpretar los resultados y adecuar cada una de las opciones protésicas actuales para acomodarlas a la circunstancia propia de cada paciente. La variabilidad de sustitutos vuelve esta tarea engorrosa, sin embargo este abanico de posibilidades permite incluir cada vez más pacientes y variables a ser tratadas con efectividad (Tabla 19).

TABLA 19

Espectro de Sustitutos Biológicos disponibles para uso clínico

➢ **Válvulas porcinas con soporte (Stented)**
➢ **Válvulas porcinas sin Soporte (Stentless)**
➢ **Válvulas pericárdicas o Xenografts**
➢ **Allografts aórticos o pulmonar (Homoinjertos)**
➢ **Autograft pulmonares (Proc. De Ross)**
➢ **Válvulas percutáneas (abordaje endovascular)**

Una forma sencilla para comenzar con el análisis de los sustitutos biológicos (tanto bioprótesis como válvulas de tejido) es clasificarlos en la categoría de xenoinjertos (bovinos, porcinos, equinos) y de homoinjertos obtenidos a partir de donantes cadavéricos. Los xenoinjertos de acuerdo con su estructura podrán ser con soporte o sin él ("stentless"). La literatura nos permite identificar revisiones sistemáticas relevantes, ensayos clínicos randomizados (RCTs) y estudios observacionales (EO).Discusiones y recomendaciones de las guías clínicas, artículos de revisión y consultas con expertos pueden ser utilizadas para contribuir en la interpretar el impacto de un diseño valvular determinado o los pro y cons relacionados a un procedimiento quirúrgico dado.

Como ya ha sido referenciado, el reemplazo valvular con una prótesis biológica es el tratamiento de elección en pacientes mayores de 65 años. Sin embargo, y a pesar de una excelente evolución postoperatoria precoz, los efectos de la HVI y de la regresión incompleta de la masa ventricular luego del implante han sido fuertemente correlacionados con variables cardiovasculares demostrándose resultados adversos y reduciendo la sobrevida a 10 años (141-142). La resolución de la HVI dependerá de la corrección de las áreas y gradientes y de sus valores residuales, particularmente en los pequeños números valvulares. En el caso de válvulas "stentless", debería suponerse que la posibilidad de permitir AV mayores y menores gradientes transvalvulares mejoraría el performance hemodinámico siendo comparativamente superiores a los sustitutos con soporte. La posibilidad de acceder a implantes valvulares mayores para un determinado tamaño externo permite evitar el PPM que se ocasiona y solamente puede ser evitado con sustitutos con soporte de mayor tamaño. Las "stentless" proporcionarían un flujo equivalente a un homoinjerto aórtico y características similares a la válvula aórtica humana. Estas ventajas deberían ser más evidentes en aquellos pacientes con función ventricular deteriorada donde estos parámetros hemodinámicos deberían ser optimizados. Sumados a que la regresión de masa en el caso de implantes con soporte no alcanza los valores referenciables (115), los beneficios de las "stentless" podrían estar relacionados a una temprana y completa regresión ventricular. En la tabla 20 podemos los observar los resultados y las complicaciones perioperatorias de nuestra cohorte de 103 pacientes.

- **Tabla 20: Complicaciones tempranas y tardías.**

(Cohorte 103 ptes.)

• *Morbimortalidad temprana*	
Mortalidad perioperatoria	7,8 %
Reoperación por sangrado	9,7%
IAM	4 %
Trastornos de conducción post-operatorio	12%
FA nueva postop.	6%
MCP permanente	1pte.

ARM prolongada (> 24 h)	8,7%
IRA Postop. (Diálisis temporal)	15% 1pte.
ACV - TIA	4,9%
Estadía hospitalaria	9,55 +/- 6,8
• *Morbimortalidad Tardía*	
Muerte referida a la válvula	0%
Deterioro estructural	0%
Disfunción No estructural	1 pte.
Endocarditis	1 pte.
Tromboembolismo	2,1%
Total de muertes	8 / 103

Si bien no hubo mortalidad intraoperatoria, la perioperatoria fue del 7,8 %. Un 9,7 % de los pacientes fueron reoperados por sangrado. Otros 5 pacientes presentaron sangrado médico sin la necesidad de ser intervenidos nuevamente. Un paciente presentó abdomen agudo postoperatorio debiendo ser intervenido (necrosis intestinal).Dentro de las complicaciones cardíacas no fatales, 4 % presentaron IAM postoperatorio y el 7 % presentó signos de bajo gasto cardíaco con apoyo inotrópico por más de 24 hs. Trastornos de conducción se presentaron en un 12 % .Un paciente recibió marcapasos permanente. 13% presentaron IRA postoperatoria. Un paciente debió ser dializado en forma temporal.

ARM prolongada (> 24 hs) se observó en un 9 % siendo la complicación infecciosa más importante la neumopatía (5,8%). El SDRA fue observado en el 3% de los pacientes.

Durante el período de seguimiento promedio de 20,4 meses y en forma tardía no se presentaron reoperaciones por deterioro estructural valvular, pero 1 paciente debió ser reintervenido por presentar disfunción valvular no estructural. Un paciente presentó IA severa sin intervención quirúrgica posterior (1,0%).Se registraron 1 caso de endocarditis y 2 eventos tromboembólicos (2,1%).

Cabe destacar que en nuestra cohorte, 44% de los pacientes presentaban coronariopatía. En un 42% fueron realizados procedimientos de revascularización en forma concomitante. Estos datos concuerdan con las cifras de los estudios randomizados, aunque el grupo “stentless” en general presentan menor porcentaje de CRM comparado con los grupos convencionales (38% vs. 53%).La implicancias que esto acarrea son significativas. Poblaciones diferentes pueden ser evaluadas en detrimento de los posteriores resultados (143).

Desde la introducción de las stentless en 1988 por Tirone David como una alternativa para las válvulas con soporte (20), varios autores han observado resultados hemodinámicos favorables. Sin embargo, y a pesar de sus ventajas, los cirujanos aún son reticentes en la utilización de estos sustitutos, probablemente relacionados a la modificación de sus prácticas. Las mayores dificultades para su implante (siendo necesaria una curva de aprendizaje) se encuentran íntimamente relacionadas a los tiempo de by-pass y clampeo aórtico superiores observados con las stentless. Esta mayor demanda se encuentra reflejada en la mayoría de los estudios prospectivos randomizados. Sin embargo en la mayoría de estos estudios se revelan similares tasas de morbimortalidad peri operatoria. Ali y cols. (2006) concuerdan con estos hallazgos. En su análisis stented vs. stentless no observó diferencias significativas en los resultados perioperatorios. La mortalidad a 30 días fue de 2.5% para el grupo con soporte y 3.7% para las stentless. Sin embargo los tiempos de isquemia y circulación extracorpórea se encontraban significativamente alargados en el implante stentless (61). Cohen y cols. (2002) en su trial randomizado presentó tiempos prolongados pero sin impacto directo sobre los resultados peri-operatorios (mortalidad stented vs. stentless 3.8% vs 4.4% respectivamente) (144). Otras randomizaciones presentan las mismas apreciaciones (145-146-48-147). En nuestro caso, la cohorte presentó 115 minutos de by pass y 89 minutos de clampeo aórtico. Teniendo en cuenta que nuestra población incluye pacientes con CRM (promedio 2 puentes /pte), estas cifras probablemente se vean relacionadas al porcentaje de sangrado y reoperación por dicha causa que fue observado.

En la literatura las complicaciones peri-operatorias en general y las valvulares son poco reportadas. Pepper y cols. luego de su análisis determinan como consenso un nivel de evidencia A (trials randomizados) hallando no diferencias en la morbilidad y mortalidad peri-operatoria y al año, incluyendo utilización de balón de contrapulsacion aórtica, sangrado peri- operatorio, marcapasos permanente, infarto de miocardio, fibrilación ventricular y accidentes neurológicos entre ambos grupos (148).

Para explicar la morbimortalidad en nuestra cohorte se analizó la correlación de las variables. Las variables más significativas resultaron ser: Peso, IMC, BSA, Coronariopatía y el tiempo de by pass .

```
The regression equation is

Y = - 3,04 - 0,0509 Peso + 0,0504 Imc + 2,77 BSA - 0,214 Coronariopatía

    + 0,00713 Tiempo CEC min
```

Predictor	Coef	SE Coef	T	P
Constant	-3,039	1,679	-1,81	0,073
Peso	-0,05092	0,03164	-1,61	0,111
Imc	0,05039	0,04095	1,23	0,222
BSA	2,774	1,612	1,72	0,088
Coronariopatía	-0,2140	0,1032	-2,07	0,041
Tiempo CEC min	0,007130	0,001828	3,90	0,000

```
S = 0,445006   R-Sq = 15,7%   R-Sq(adj) = 11,3%
```

En el cálculo de supervivencia actuarial se determinó por medio de las curvas de Kaplan-Meier una sobrevida del 77% al año, 47% a los 3 años y 50% a los 6 años.

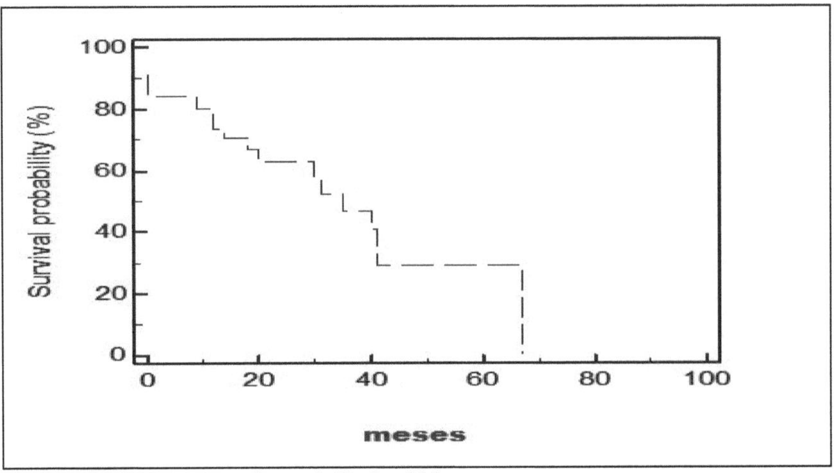

Probabilidad de sobrevida - Curva de Kaplan Meier

Con respecto al rendimiento hemodinámico, las bioprótesis stentless han sido desarrolladas para lograr un performance superior en comparación con la hemodinamia de las válvulas con soporte. La falta del anillo de costura y de los soportes de diseño da lugar a una menor obstrucción al flujo sanguíneo y a la disminución de los gradientes transvalvulares. Estas ventajas potenciales de las stentless sobre los gradientes y las áreas efectivas permitirían recomponer flujos similares a los nativos. Probablemente dichos gradientes varíen en forma apreciable con el tiempo debido a los cambios morfológicos de la raíz aórtica y a su remodelación.

En nuestro subset de 75 pacientes seguidos para la valoración hemodinámica, fueron analizados tanto los gradientes como los datos referidos a la regresión de masa ventricular. Se observaron caídas significativas de los primeros entre el preoperatorio y el control postoperatorio realizado entre los 9 y 12 meses de seguimiento (ver tabla 15).

En la sistemática revisión del 2009 realizada por Cheng y cols. que incluyen 17 trabajos randomizados, se observó que los gradientes medios a 1 mes postoperatorio fueron significativamente menores en más de 6 mm de Hg en el grupo de válvula stentless comparativamente con las stented . Esta diferencia sigue siendo significativamente inferior entre los 2 y 6 meses, al año y hasta los 3 años de seguimiento. Con los gradientes pico, la conclusión fue similar (143). Kunadian en su revisión de randomizados para evaluar la regresión de masa ventricular (52), demostró similares diferencias a favor de las stentless para los gradientes pico y medio. Diego Perez de Arenaza, perteneciente al ASSERT (Aortic Stentless versus Stented valve assessed by Echocardiography Randomized Trial), encontró similares características y las áreas EOAindexadas de ambos grupos a favor de las stentless. Sin embargo la regresión de masa ventricular a los 6 meses fue observada en ambos grupos aunque no fue significativa la diferencia (51). Ali y cols., en una de las más importantes randomizaciones, observó en ambos grupos una reducción significativa en los valores absolutos de los gradientes pico y medio transvalvulares a la semana de la intervención. Sin embargo a las 8 semanas esta diferencia no era significativa. De la misma manera, las EOAs y sus respectivos índices, si bien aumentaron en ambos grupos, corrieron la misma suerte en el comparativo (149).

Pocos comparativos relacionan las variaciones de los gradientes en el stress. Gradientes menores en tales circunstancias serían más beneficiosos y estarían relacionados directamente con las mayores áreas efectivas que presentan los implantes stentless, con el concomitante efecto sobre la función y masa ventricular a largo plazo.

Por medio de la ecocardiografía con dobutamina, Silverman, en un comparativo entre válvulas mecánicas, stentless y válvulas normales nativas, no observó cambios en los gradientes en el ejercicio en el grupo con stentless presentando así un comportamiento similar al de las válvulas normales (150). Morsy en un análisis comparativo similar, certifica los datos previos relatados (151). Fries comparó la superioridad de las stentless comparando biológicas con soporte y tamaños valvulares 23. Los gradientes en reposo y ejercicio fueron significativamente menores con respecto a las válvulas Carpentier – Edwards con soporte (152).

Para referenciar los cambios de masa ventricular y sus consecuencias, debemos precisar la revisión sistemática ya relatada de Kunadian y cols. (52).Dicha revisión evaluó comparativamente las "stentless" con aquellos sustitutos biológicos con soporte. Publicado en el 2007, éste incluye el análisis de 10 randomizaciones dirigidas y reportadas en Europa Occidental y Canadá entre 1995 y 2006. Debido a la ausencia de datos relacionados con la regresión de masa ventricular (LVMI), otros cuatro estudios randomizados fueron descartados (153-154-155-114). Este meta-análisis incluyó 919 pacientes de los cuales 474 habían recibido un reemplazo con sustitutos sin soporte con el propósito de determinar la correspondiente regresión ventricular como punto primario. Fueron evaluadas las válvulas Sorin Biomedica, Freestyle de Medtronic, Prima Plus de Edwards Life Sciences , Toronto y Biocor de St Jude Medical. La LVMI demostró a los 6 meses una reducción significativa en los grupos "stentless" comparados con los grupos de válvulas convencionales. Dichos hallazgos sin embargo demostraron no ser significativos a los 12 meses de seguimiento. Este mismo grupo al evaluar la mortalidad al año no encontró diferencias significativas pero sí en los gradientes y áreas a favor de las sin soporte. Las limitaciones en la revisión de Kunadian fueron relacionadas a la heterogenicidad de los estudios, diferencias de implante, técnicas y grupos poblacionales. Inclusive en algunos casos fueron observadas dos diferentes válvulas stentless para el mismo reporte. Hallazgos similares relacionados con la regresión de masa son compartidos por Pepper & cols. al comparar los resultados a los 30 días, 2 a 6 meses y al año (6 RTC tomados para un consenso con evidencia nivel A) (143) y por Donning en su randomización, demostrando ser un procedimiento seguro con baja morbimortalidad (145).Para el randomizado de Ali y cols, la masa ventricular regresó en ambos grupos sin encontrar deferencias significativas al año de intervención (149).

Cambios similares fueron observados en nuestra cohorte de 75 pacientes. En la evaluación pre y post hemodinámica, se observaron cambios significativos en los diámetros y espesores parietales, como también de la masa ventricular. Una significativa regresión ventricular expresada en gramos y en sus correspondientes masas indexadas por superficie corporal fue demostrada en el respectivo período de seguimiento. Esta significativa reducción derivó en la remodelación respectiva y en los cambios de la condición de la función ventricular. Estas características se aprecian en los siguientes histogramas:

FV PRE: Normal 63% - Leve 13%- Moderada 17% - Severa7%

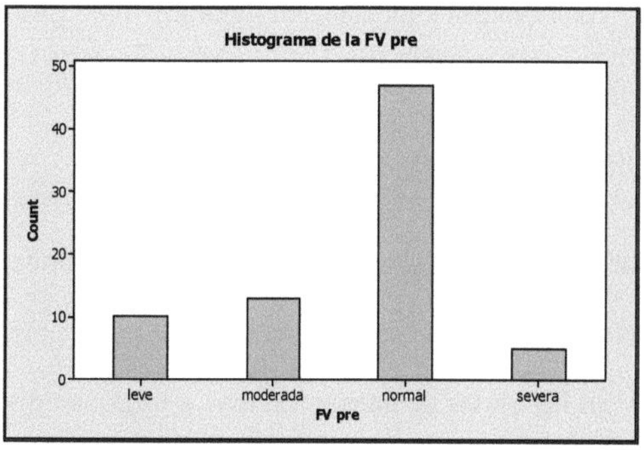

FV POST: Normal 78% - Leve11%- Moderada 8% - Severa 3%

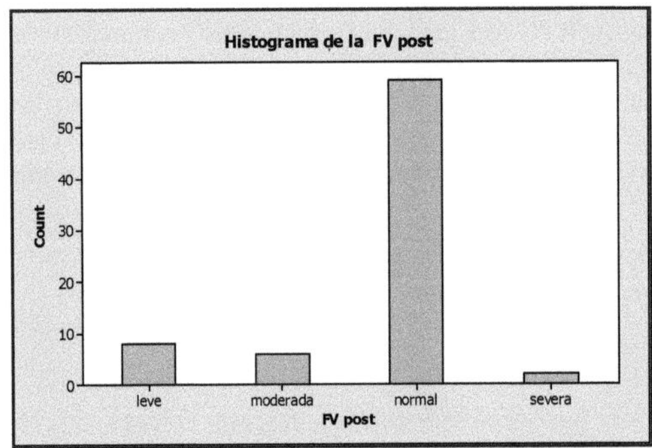

Con respecto a los hallazgos relacionados con la presencia PPM, si bien las limitaciones y los resultados adversos en la sobrevida de los pacientes que lo presentan aún son controvertidos en la literatura, no hay dudas en que deba ser evitado cuando sea moderado-severo. Es de suponer en tal sentido que el tamaño del sustituto deba ser tomado en cuenta sobre todo en pacientes con función ventricular disminuída o ante la presencia anatómica de pequeños anillos aórticos. Dumesnil demostró la relación inversa existente entre las EOAI y los gradientes (157).Valores de áreas indexadas de $1cm^2/m^2$ o mayores se corresponden a un aumento significativo de gasto cardíaco. La LVMI 3 años luego de la sustitución de valvular aórtica es significativamente mayor en pacientes con un EOAi menor de 0,8 cm^2/m^2.

Shahbudin H. Rahimtoola, de la University of Southern California, interpreta estos resultados discordantes como una problemática en el uso de los criterios para determinar el grado de PPM y en las causas de muerte. En base a lo expuesto y teniendo en cuenta que los procesos de endotelización periprotésica son completados entre los 6 y 12 meses, propone la unificación de los criterios en base a datos de área obtenidos de pacientes operados con un seguimiento entre 6 y 12 meses y la determinación de las causas de muerte cardíaca relacionada o no a la válvula por personal capacitado (158). De la misma manera estas discordancias se encontrarán asociadas a la elaboración de estrategias para la predicción y prevención del PPM en forma pre e intraoperatoria. La selección de EOA indexadas por medio de valores ecocardiográficos de referencia y propuesta por Pivarot y Dumesnil en sus trabajos parecería ser la vía más apropiada (49).

Teniendo como referencia la presencia de PPM cuando el EOAl es < 0,85, en nuestra cohorte se observó que un 32% presentaban PPM < 0,85, pero sólo el 5% era severo. Sin embargo los números valvulares implantados en este último grupo eran dispares. Las variables de referencia EOA y EOAi fueron consideradas significativas en su comparación pre y postoperatoria (ver tabla 15). Por otra parte, la asociación de PPM con la edad demostró presentar una tendencia y distribución hacia los pacientes más añosos. De la misma manera puede observarse la relación entre la incidencia de PPM y el tamaño valvular implantado en los dos próximos gráficos.

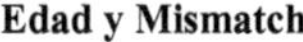

Edad y Mismatch

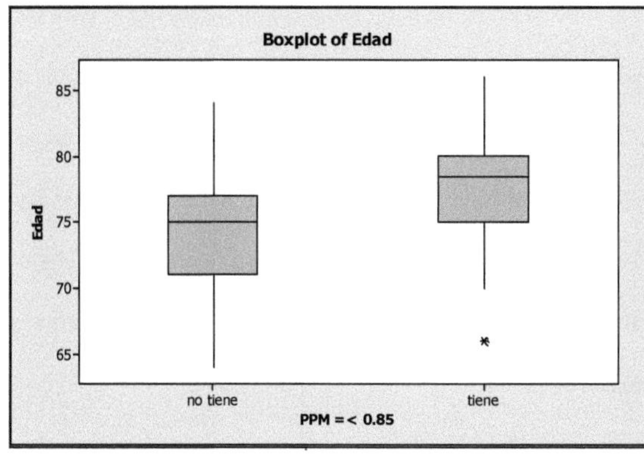

Nro Prótesis y Mismatch

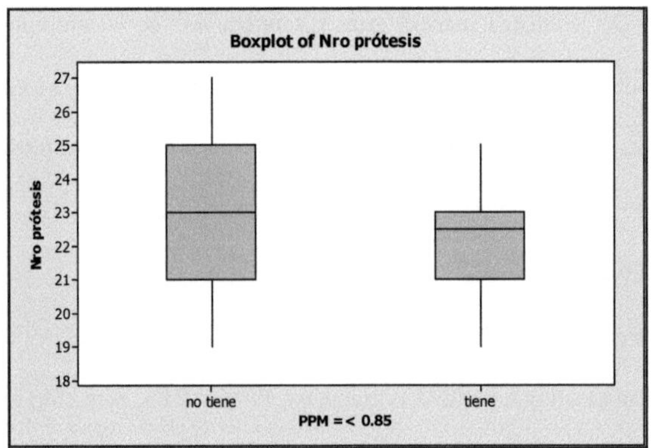

En el metanálisis de Cheng y cols. se pudo apreciar que las EOAi de los grupos sin soporte fueron significativamente más grandes. El riesgo de PPM fue reportado en pocos trials sin alcanzar nivel estadístico (11% vs 31%) (143). Yun y cols. reportaron mayor frecuencia de PPM en pacientes con bioprótesis soportadas presentando en su seguimiento mejores resultados con las stentless de forma significativa (159). Tambien Kunadian en su revisión establece mayores EOAi para con las stentless . ($p < 0.01$). Ali y cols. encontraron EOAi significativamente mayores al año del implante de las válvulas stentless (149). Sin embargo, EOAi fueron significativamente superiores en la comparación de Totaro y cols. entre la nueva de 3ra. generación con soporte CE Perimount Magna y aquellas stentless remarcando de alguna manera diferencias sustantivas con la hemodinamia de las prótesis de primera generación y los avances actuales (44).

Los trabajos de Howell para determinar cambios en la sobrevida fueron basados en datos hallados in vitro del fabricante. Sus análisis determinaron no existir diferencias entre pacientes con valores de mismatch > y < de 0.6 cm2/m2. (160). El grupo de la Mayo Clinic sin embargo demuestra diferencias significativas de sobrevida entre pacientes con mismatch moderado y severo y define al PPM severo como es un predictor independiente de mayor mortalidad a largo plazo. Al igual que en el cado anterior, fueron utilizados valores de diámetro interno provistos por la manufactura (161).

Ciertos subset de poblaciones merecen una consideración especial. Los pacientes añosos en general son más propensos a desarrollar síntomas o disfunción ventricular más tempranamente. La edad ha demostrado ser un factor independiente de la HVI (162).Por otra parte muchos de ellos ya tienen patología coronaria que de alguna manera determina otro parámetro vinculado a los cambios naturales de la enfermedad valvular. Presentan insuficiencia cardíaca luego de la cirugía y tienen peor pronóstico postoperatorio que los jóvenes. La sobrevida a 15 años luego del reemplazo valvular llega al 18%. En esta población, con reducida actividad física y a menudo hipertensa, se podrían dificultar las observaciones y alterar e influenciar los resultados de las regresiones completas de la masa ventricular para poder establecer diferencias relacionadas a cada sustituto protésico. Sin embargo, la regresión de la masa ventricular debería convertirse en el objetivo primordial del recambio valvular. La selección de este grupo de pacientes deberá basarse en la posibilidad de mejorar la calidad de vida y por consiguiente los síntomas que ellos presentan.Las características del diseño stentless, superando el inconveniente de la obstrucción residual que presentan las válvulas con soporte y la potencial recuperación de la función ventricular bajo estos términos acercándose a los niveles basales, podría contemplar la elección de este sustituto en este set de pacientes.

Nuestro DataSET mostró que de los 75 pacientes en seguimiento hemodinámico pre y postoperatorio, 49 eran mayores de 75 años. El 24% de ellos presentaban FV preoperatoria moderada-severa. La mayoría eran sintomáticos y el 73% eran hipertensos y 51% tenían coronariopatía asociada. La cirugía coronaria concomitante fue observada en un 53%.Con una estadía de 9,8+/-5,6 días, el 12% fue reintervenido por sangrado, con un 6% de IAM perioperatorio y un 4% de complicaciones respiratorias. La mortalidad perioperatoria fue del 2% (1pte.). El análisis hemodinámico pre-postoperatorio de los valores ecocardiográficos se encuentra en la respectiva tabla 16. Se observó una significativa regresión de las masas ventriculares y la consiguiente caída de los gradientes postoperatorios. Si bien el incremento de las áreas valvulares fue significatico (0,59 vs 1,65,) tres pacientes (6%) presentaron PPM postoperatorio severo (EOAi < 0,65). El siguiente gráfico muestra los cambios en la función ventricular pre y post operatorios durante el en el seguimiento promedio de 20,6 meses.

FV PRE: Normal 61%-Leve14%

Moderada 21% - Severa 4%

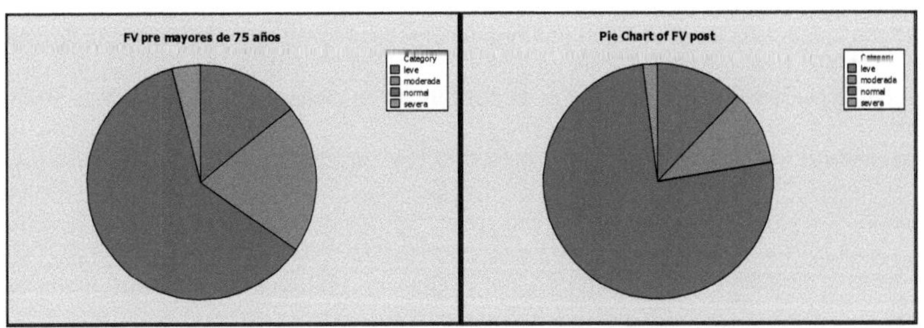

FV POST: Normal 76%-Leve12%

Moderada10%- Severa 2%

La literatura aporta datos al respecto de este grupo de pacientes añosos. Doss y cols. (163) en su estudio con pacientes mayores de 75 años, observaron una significativa reducción de masa ventricular independiente del sustituto implantado. Al año de la intervención los cambios en la fracción de eyección tampoco diferían entre los grupos. Los reportes de Yin en pacientes con edad promedio de 76 años encontraron que la regresión de masa en el grupo stentless y homografts eran superiores (156).En un estudio retrospectivo de 145 pacientes comparando stenless (Toronto) con stented (Carpentier-Edwards) con 5 a10 años de resultados, Bove´ y cols. estudiaron gradientes valvulares y regresión de masa temprana y tardía. Observó que el uso de stentless significativamente redujo la ocurrencia de PPM (18% vs 41%). Sin embargo la remodelación ventricular a largo plazo fue afectada por la HTA y la severa HVI preoperatoria siendo incompleta su resolución (164).En una observación prospectiva y randomizada, Riteski y cols. compararon datos de regresión de masa, áreas efectivas, gradientes transvalvulares y fracción de eyección al egreso ,6 meses, al año y a los 5 años en un grupo mayor de 75 años (20 / 20 ptes.) (165). Si bien encontraron una significativa reducción de las masas ventriculares en ambos grupos, no observaron diferencias significativas entre ellos no pudiendo demostrar la hipótesis de la mejor performance hemodinámico con las stentless.

El otro subgrupo a evaluar fueron aquellos pacientes con anillos pequeños. La presencia de pequeño anillo valvular no es infrecuente. El efecto deletéreo de la hipertrofia residual consiguiente ya ha sido comentado. O´Brien en su multicéntrico detecta un 30 % con estas características (166). Las válvulas sin soporte adicionarían mejores resultados para resolver este inconveniente proporcionando bajos gradientes residuales y mayores áreas. Pacientes con superficie corporal mayor a 1,70 m2 son considerados de alto riesgo a presentar PPM y por consiguiente peores resultados. La obtención de EOA mayores se vuelve imprescindible.

De nuestra cohorte general, 33% presentaban implantes pequeños < 21mm. (34 ptes.) (tamaño: 21mm:24ptes / 20mm:2ptes. / 19mm: 8ptes.). La superficie corporal fue de1,67+/- 0,15 cm/m^2 y el Euroscore promedio de 2,65 %. Los tiempos quirúrgicos permanecieron en rangos habituales (112 min. / 87,76 min). Como resultados perioperatorios referimos 2 pacientes reoperados por sangrado (6%). Se registró un 15% de mortalidad perioperatoria (5/34). El análisis hemodinámico dentro de subgrupo de 75 pacientes objetivó una caída de los gradientes y regresiones ventriculares significativas desde el punto de vista estadístico.

En la tabla 21 se comparan datos de las áreas valvulares referidas en la literatura y de nuestra cohorte (26/75 ptes) al año de la intervención.

Tablas 21-22: Valores comparativos de áreas para anillos pequeños- Válvulas con soporte y stentless.

Anillo aórtico 19	*EOA s +/- DS*	*EOAi +/- DS*	
CE pericardial (*)	**1.21 ± 0.31 (11)**	**0.76 ± 0.23**	
Criolife-O´Brien (**)	**1.45 ± 0.3**	**0.93 ± 0.1**	
Freestyle (***)	**1.29**	**ND**	
Cohorte 26/75 ptes	**1,37 +/- 0.13**	**0,84 +/- 0,12**	

Anillo aórtico 21	*EOA s +/- DS*	*EOAi +/- DS*	

CE pericardial (*)	1.49 ± 0.37	0.85 ± 0.25	
Medtronic Intact (*)	1.64 ± 0.45	1.00 ± 0.36	
CE porcine (*)	1.59 ± 0.32	0.97 ± 0.23	
Criolife-O´Brien (**)	1.72 ± 0.4	0.96 ± 0.1	
Freestyle (***)	1.56	ND	
Cohorte 26/75 ptes.	1,64 +/- 0,27	0,97 +/- 016	

(*) McDonald ML, Daly RC, Schaff HV, et al. Hemodynamic performance of small aortic valve bioprostheses: Is there a difference? Ann Thorac Surg 1997;63: 362-6.
(**) Hvass U, Palatianos G, Frassani R, Puricelli C, O'Brien M. Multicenter study of stentless valve replacement in the small aortic root. J Thorac Cardiovasc Surg 1999; 117: 267-272.

(***)Sintek CF, Fletcher AD, Khonsari S. Small aortic root in the elderly: use of stentless bioprosthesis. J Heart Valve Dis. 1996 Nov;5 Suppl 3:S308-13.

Los cambios evolutivos en la remodelación ventricular se observan en los siguientes esquemas, observando el desplazamiento de la calidad de la FV hacia la normalidad.

PREOP. FV: Normal 69% - Leve 2,3% - Moderada 0,8%

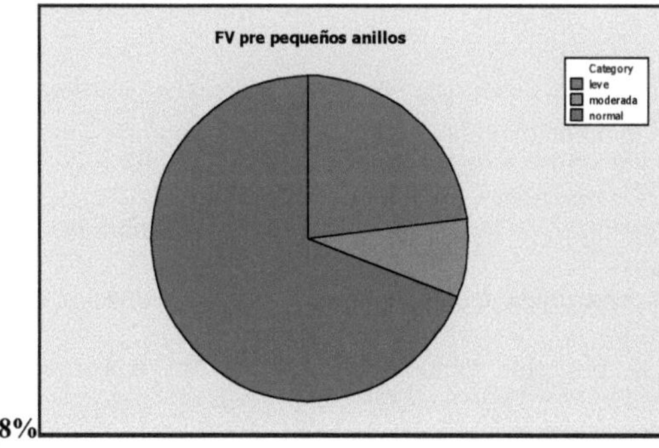

POSTOP. FV: Normal 92,3% - Leve 3,8% - Moderada

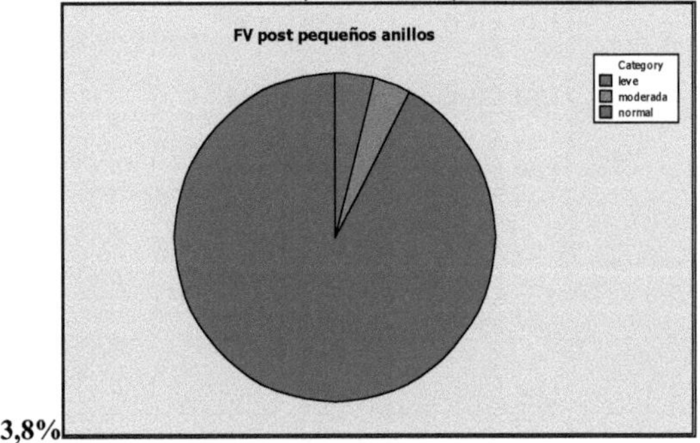

3,8%

En un análisis de 567 pacientes con reemplazo valvular "stentless" y anillos de 19-21 mm, Hvass evaluó el performance hemodinámico por medio de la valoración de gradientes, EOAs y reducción de masa ventricular. Observando gradientes residuales bajos, el autor justifica la no necesidad de ampliación del anillo en forma quirúrgica pudiendo ser implantado un dispositivo sin soporte (166). Kunihara analizó un grupo de 231 pacientes y comparó un procedimiento "stentless" vs un implante supra-anular con soporte en raíces aórticas menores a 21 mm. El implante sin soporte demostró ser seguro no aumentando la morbimortalidad perioperatoria (167).

Otro de los subgrupos de alto riesgo son aquellos con deterioro importante de la función ventricular. La dilatación del ventrículo izquierdo y su disfunción son a menudo el resultado de la EA a largo plazo. La reversibilidad luego del reemplazo valvular ha sido demostrada, teniendo como testigos la reducción de las resistencias en el TSVI y su posterior remodelación (168). Sin embargo esta reversibilidad es dependiente de varios factores relacionados (169). Por otro lado la función ventricular preoperatoria se encuentra relacionada a la normalización de la masa ventricular indexada como lo demuestró Kühl y cols. (170).

Por su bajo perfil, las válvulas "stentless" aportarían una ventaja adicional en el contexto de una significativa mejor reducción de la postcarga y del stress parietal, permitiendo la recuperación pronta de la función ventricular.

Como ya fue observado el 33 % del total de pacientes presentaban disfunción ventricular moderada – severa (34/103). La mortalidad perioperatoria de este grupo fue de 4 ptes. (11,7%). En nuestro grupo comparativo de pacientes con evaluación hemodinámica valvular se pudo observar variaciones estadísticamente significativas de los gradientes transvalvulares, de las dimensiones cardíacas y de su masa indexada como así también de las EOA y su indexación. Presentaban PPM severo un 12 %.Los cambios en la normalización de la función ventricular se objetivan en el siguiente gráfico de barras.

Sólo unos pocos estudios disponibles comparan estas variables para este tipo de sustituto. Bevilacqua y cols. compararon 20 pacientes que habían recibido un reemplazo "stentless" vs 33 ptes. con reemplazo convencional (171). Todos

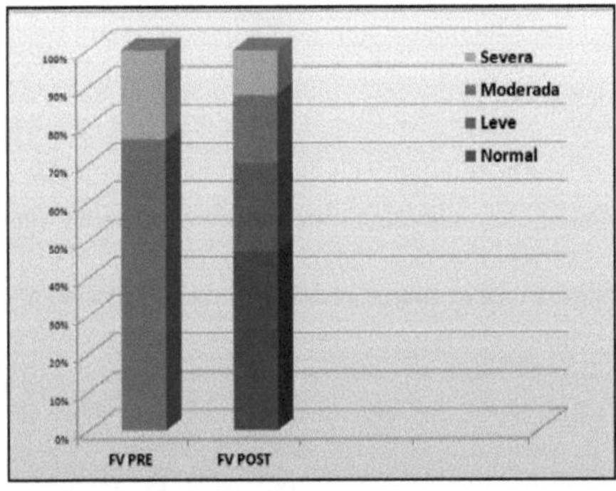

Subset FV deteriorada.

FV Inicial: Moderada 76,5% - Severa 23,5%

FV POSTOP. : Normal 47% -Leve 23,5 %- Moderada17,7 %- Severa11,8%

ellos con fracciones de eyección menores a 35%. Ellos demostraron una significativa recuperación de la función en el grupo “stentless”, presentando mayores EOAi y siendo éstas predictores de mejor recuperación .Como en la mayoría de los casos descriptos, tampoco tuvierondiferencias a 30 días en la mortalidad y morbilidad hospitalaria. En un estudio restrospectivo de 33 pacientes, Collinson y cols. analizaron el dato de 20 pacientes con implantes “stentless” y homoinjertos. Determinó una mejor reducción de las dimensiones ventriculares de fin de sístole y diástole en el postoperatorio de los injertos sin soporte (168).

La interpretación de los resultados relacionados al deterioro estructural merece un comentario previo. Todos los sustitutos biológicos tienen deterioro estructural. Las stentless no están exentas de estas consideraciones. La hipótesis de que estas válvulas al no presentar soporte tienen menor grado de daño estructural todavía no ha sido comprobada.

Por otra parte, los datos establecidos como parámetros para determinar el daño estructural son extraídos de trials randomizados realizados en las décadas de los setenta y ochenta. La información que nos brinda permite determinar el riesgo de daño estructural para el reemplazo valvular aórtico a partir de los 8 años de seguimiento siendo significativo a los 10 años. Por otra parte la reoperación, variable tomada en cuenta como referente, es a veces imprecisa. Muchos pacientes que necesitan ser reintervenidos no lo hacen por algún motivo, o bien la reintervención se debe a una causa no inherente al status valvular. De cualquier manera, los datos que protagonizan actualmente las decisiones permiten marcar diferencias y establecer a la edad del paciente y el tiempo de implante como determinantes del deterioro. La línea de corte señala a los pacientes mayores de 65 años como de menor riesgo de fallo y a los jóvenes en su contraparte. Pacientes del estudio de Veterans Affairs documentaron significativamente bajos niveles de deterioro en aquellos mayores de 65 años. Por otro lado el riesgo de sangrado mayor con válvulas mecánicas y de reoperación fue comparativamente igual en los pacientes de 60 años a los 12 años (43). Con las válvulas con soporte convencional la libertad de daño estructural a los 10 años se encuentra entre el 70% y 90%. (172-173-174-63).

La importancia de la potencial eficiencia hemodinámica de las "stentless" a largo plazo se ve sustentada en que los gradientes transvalvulares residuales sean mínimos y la regresión de masa ventricular sea completa llevando a un menor deterioro funcional y mayor sobrevida libre de síntomas. Esto en especial debería ser particularmente marcado en aquellos pacientes con anillos pequeños. Estudios con de 8 a 10 años de seguimiento parecen mostrar bajo riesgo de deterioro estructural (175). En el estudio de la válvula Toronto SPV, 447 pacientes consecutivos de un multicéntrico fueron evaluados. En 8 años de seguimiento hemodinámico, la prevalencia de insuficiencia moderada-severa fue del 2.6% a 6 años y 4.5% a los 8 años. Otro estudio remarca una libertad de reoperación del 99% y de daño estructural del 97% con un porcentaje de mortalidad referida a la válvula del 2% a 7 años de seguimiento (176). El análisis observacional de O'Brien a 10 años en un grupo de 402 pacientes de 73,5 años de edad promedio sometidos a reemplazo con stentless (CryoLife-O'Brien modelo 300) evidenció una sobrevida actuarial a los 8 años libre de reoperación del 96.7% y una libertad de explante del 97.8%. Presentaron un caso de falla estructural que requirió reoperación dentro de los 10 años (177). Debido al enfoque hacia los pacientes añosos con deteriorada función ventricular, la durabilidad relacionada a los grupos jóvenes es escasa. Vrandecic en su trabajo retrospectivo de 407 pacientes con edades entre 48.1 y 46.1 años para cada grupos (con y sin soporte) no mostró falla estructural que requiera operación para las stentless (1,3% para las stented) durante un seguimiento a 10 años (178). El–Hamamsy y cols. analizaron a largo plazo la limitación provocada por la calcificación entre homoinjertos y la Freestyle en una población con promedios de edad de 64 y 66 años respectivamente, encontrando significativamente mayor score de calcio para los homoinjertos (179).

Finalizando las discusiones del tema, debemos precisar las limitaciones en nuestra investigación. Al ser un seguimiento a corto y mediano plazo, si bien pudieron ser caracterizadas la morbimortalidad intra y perioperatoria de la cohorte, la variable deterioro estructural valvular y morbimortalidad a largo plazo no pudieron ser establecidas. De la misma forma, el significativo performance hemodinámico hallado en dicha cohorte en el período de estudio deberá ser estudiado a largo plazo para identificar si el potencial beneficio de la regresión de masa implica mejores resultados en términos de eventos cardiológicos.

Por otra parte nuestro grupo poblacional presentaba como datos de inclusión a pacientes portadores de coronariopatía y con posterior resolución quirúrgica (CRM).Si bien en la literatura la incidencia de procedimientos de revascularización miocárdica es similar en quienes presentan los mismos criterios de inclusión, concordamos con éstos que la variable podría ser causal de discímiles comparaciones e interpretaciones de los resultados. Creemos que de alguna manera estudios randomizados estandarizados y a largo plazo deberán ser realizados.

5.2. Ventajas y desventajas potenciales de las "Stentless".

En la actualidad la utilización de sustitutos biológicos es cada vez mayor. Según el registro voluntario de la Sociedad de Cirujanos Toráxicos (STS) durante el período 1999-2002 el implante de válvulas mecánicas decayó del 41% al 31% del total de casos con un correspondiente incremento del los implantes biológicos (180).

Las válvulas "stentless" presentan una opción más para resolver la morbimortalidad que conlleva padecer una enfermedad valvular aórtica. Las potenciales ventajas sobre los demás injertos refuerzan la necesidad de su utilización en forma más generalizada teniéndola en cuenta en el momento de la selección valvular.

Los cambios hemodinámicos relacionados a los gradientes transvalvulares y sus respectivas áreas efectivas permiten potencialmente generar un sustituto similar a la válvula nativa. La calidad de injerto biológico brinda la posibilidad de evitar las complicaciones inherentes a la anticoagulación sumadas a hemodinamia de un flujo central, libre de interferencias y silente. La falta de soporte que provoque mayor stress tisular y turbulencias de flujo hace la diferencia más característica con los otros sustitutos soportados. Por otra parte, para un mismo anillo valvular aórtico, áreas valvulares mayores son permitidas, infiriendo la posibilidad de mejores sobrevidas a mediano y largo plazo. La regresión ventricular podría ser completa, permitiendo beneficiar la sobrevida en grupos específicos de pacientes, especialmente ante la presencia de anillos valvulares pequeños o en el intento de mejorar funciones ventriculares francamente deterioradas. A diferencia de los homoinjertos, la disponibilidad comercial facilita la resolución en la mayoría de las situaciones.

La morbimortalidad asociada al implante de estos injertos es satisfactoria como se ha demostrado en el presente trabajo, brindando ser un procedimiento seguro y extrapolable.

Como ya se ha especificado, si bien son necesarias curvas de aprendizaje debido a la mayor demanda en el implante, no se refleja dicha problemática en los resultados postoperatorios inmediatos.

En referencia al deterioro estructural, todos los dispositivos biológicos lo presentan. Son necesarios estudios randomizados a largo plazo para conocer sus implicancias sobre los dispositivos "stentless". Sin embargo, y como lo difunden las guías de recomendaciones actuales, parece ser razonable su utilización en pacientes mayores de 65 años en donde otro sustituto biológico pueda ser implantado. Especial referencia podrían ser aquellos pacienes años, con deterioro significativo de la función ventricular y ante la presencia de anillos valvulares pequeños. De manera suscinta exponemos las ventajas y desventajas potenciales de estos sustitutos en la tabla 23.

Tabla 23.

Válvulas "Stentless" Ventajas y desventajas potenciales
Ventajas potenciales: 1.- Mayor área valvular efectiva
2.- Rememora una válvula nativa
2.- Mejor hemodinamia
3.- Menor desgaste y stress tisular
4.- Permite implantes protésicos de mayor tamaño
5.- Flujo central único
6.- No necesita anticoagulación permanente
7.- Silenciosa
8.- Menor propensión a la endocarditis
9.-Comercialmente disponible

Desventajas potenciales:

1.- Implante más dificultoso

2.- Durabilidad ¿? Deterioro estructural

5.3. Perspectivas futuras:

Es evidente que en los últimos 40 años, los avances bio-tecnológicos han permitido acceder a sustitutos protésicos valvulares cada vez más sofisticados. Aún más, el reemplazo valvular aórtico ha cambiado drásticamente la evolución de la enfermedad valvular. Sin embargo el sustituto ideal de la válvula aórtica enferma todavía no ha sido acordado. Las mejoras en sus capacidades hemodinámicas, antitrombogénicas y en la optimización de la durabilidad son notorias, pero el riesgo de falla estructural sigue estando latente.

Por otra parte, el espectro poblacional ha cambiado. Debido a la mayor expectativa de vida, pacientes añosos en la actualidad no son en realidad tan añosos. Jóvenes disponiendo de biosustitutos con mejores sistemas de fijación y preservación, pueden alcanzar sobrevidas prolongadas sin extremo riesgo de reintervención.

Nuevas alternativas en el marco de la bioingeniería tisular permiten continuar investigando compuestos para mejorar la durabilidad sin citotoxicidad. Inclusive la endotelización valvular por medio de siembras celulares se encuentra en estado de experimentación. El advenimiento de biomateriales que impliquen menor stress tisular ensancha el marco de aquellas bioprótesis con soporte, aún en búsqueda de referentes hemodinámicamente más calificados.

Las válvulas sin soporte "stentless" podrían representar la óptimización de la hemodinámica valvular, pero solamente es un eslabón en la búsqueda. La posibilidad de una disponibilidad comercial permite expandir el campo de las bioprótesis por encima de los homoinjertos y de procedimientos más demandantes. Pero el reto presentado es aún mayor. Como se pudo observar, la posibilidad de alterar la historia natural en poblaciones comprometidas de mayor riesgo hace de este sustituto otro atributo para ser evaluado. Pacientes con anillos valvulares pequeños, con regresiones de masa ventricular incompletas, pueden ser candidatos para mejorar sus sobrevidas ya limitadas. De igual manera sucedería en aquellos con función ventricular deteriorada, donde todas las opciones deberán ser evaluadas.

Nuevos caminos han favorecido la búsqueda hacia la prótesis ideal. La nueva era nos plantea la posibilidad de injertar sustitutos valvulares sin soporte por vía percutánea. Accesos menos invasivos y percutáneos tienen la probabilidad de ensanchar el marco de tratamiento mejorando la sobrevida y la calidad de vida . Muchos adultos mayores no son actualmente candidatos para el reemplazo valvular convencional, o presentan un riesgo especialmente alto para las complicaciones asociadas con la cirugía. Las técnicas mini-invasivas y endovasculares se presentan como innovadoras alternativas para el implante quirúrgico. El reemplazo percutáneo valvular ha demostrado ser factible para la EA, y resultados a corto plazo son prometedores. De esta manera grupos poblacionales antes descartados, ingresan hoy dentro de la esfera de los pasibles de ser evaluados.

A pesar de las potenciales cualidades de éstos sustitutos, su preferencia aún es restringida. La necesidad de mayor capacitación parece potencialmente ser un obstáculo que deberá ser resuelto con un marco académico correspondiente. Por otro lado los adelantos en los bioinjertos con soporte convencionales de última generación permiten mayores áreas efectivas. De cualquier manera la opción es válida a la hora de indicar un determinado sustituto valvular.

Futuros estudios randomizados son necesarios para certificar las mejorías hemodinámicas. En su elaboración, la estandarización de las variables a tomar debe ser primordial.

Es el cirujano quien debe desarrollar el arte de aplicar todos estos avances a un paciente único e irrepetible que nunca participó de ninguno de los estudios referentes. La toma conjunta de decisiones de este proceso debe plantearse en el marco de máxima honestidad intelectual y rigor científico. Investigaciones futuras allanarán el camino en el afán de discernir e interpretar los datos recogidos para luego volcarlos en el paciente de forma individual.

Conclusión.

El reemplazo valvular aórtico con bioprótesis sin soporte demostró excelente performance clínico y hemodinámico. El análisis de los resultados intra y perioperatorios de nuestra cohorte general permitió inferir al sustituto como uno más dentro de las opciones del cirujano. Pudieron ser observadas bajas tasas de morbimortalidad y de eventos intra y perioperatorios.

Las cualidades del diseño "stentless" permiten la implantación de mayores sustitutos referidos a un mismo anillo valvular, mejorando las áreas efectivas valvulares. La significativa regresión ventricular observada y la caída de los gradientes transvalvulares presentada en nuestros pacientes, son comparables a aquellas observadas con otros sustitutos referidos en los trial randomizados. Sin embargo son necesarios mayores y mejores estudios randomizados para detectar los beneficios a largo plazo de una regresión ventricular completa. El análisis de grupos de mayor riesgo, mayores de

75 años, con anillos pequeños y deterioro significativo de la función ventricular permitió inferir similares resultados hemodinámicos que los observados en la población tomada para la valoración hemodinámica. Esto de alguna manera sugiere realizar a futuro una guía de recomendaciones para su indicación.Pacientes jóvenes en actividad y con deterioro de la función o anillos pequeños podrían tambien ser candidatos al implante. Las modificaciones de los sustitutos sin soporte para ser implantados por vía percutánea,se encuentran en avanzado análisis pudiendo expandir y reevaluar el marco de las recomendaciones, sobre todo en aquellos pacientes octogenarios con seria comorbilidad y contraindicados para un reemplazo valvular standart.

Debido a ser un procedimiento de implante diferente a los realizados con las válvulas convencionales,probablemente un período de capacitación previa sea necesario considerar para mejorar aún más los resultados finales.

El análisis del deterioro estructural propio de todos los injertos biológicos,deberá ser evaluado en períodos prolongados y con una correcta estandarización de las variables relacionadas.

Coincidimos con la generalidad de los investigadores en la dificultad que la valoración hemodinámica valvular presenta debido al sinnúmero de variables consideradas , a la falta de estandarización de los procedimientos realizados y al avance tecnológico que ocaciona cambios permanentemente, siendo a veces imposible correlacionar a mediano y largo plazo las variables referidas.

"Hemos descubierto que el corazón no era una cosa tan misteriosa e intangible, después de todo..." Dwight Harken

ANEXO A

BIOPROTESIS CONVENCIONALES EN USO O EN DESARROLLO Y SU STATUS CON LA FDA (Food & Drug Administration).

(Extraído de los reportes de la AHRQ (Agency for Healthcare Research and Quality).U.S. Department of Health and Human Services (HHS), publicados en agosto de 2010.

Bioprosthetic valves					
ATS Medical, Inc.	ATS 3F Aortic Bioprosthesis, Model 1000	Aortic	Equine	Yes (FDA)	
Biocor	Biocor	Unknown	Porcine	Unable to determine	Stentless (non-FDA)
Bioflo	Unknown	Unknown	Bovine	Yes (non-FDA)	No longer marketed (non-FDA)
CarboMedics, Inc.	Mitroflow Aortic Pericardial Heart Valve	Aortic	Bovine	Yes (FDA)	
Cryolife	O'Brien Model 300	Aortic	Porcine	Unable to determine	Stentless (non-FDA)
Cryolife	SynerGraft Pulmonary Valve and Valved-Conduit Allograft	Pulmonary	Human	(Cleared, not approved)	Decellularized (non-FDA)
Edwards Lifesciences, LLC	Carpentier-Edwards Bioprosthesis	Aortic & mitral	Porcine	Yes (FDA)	
Edwards Lifesciences, LLC	Carpentier-Edwards Duraflex Low Pressure Bioprosthesis	Mitral	Porcine	Yes (FDA)	
Edwards Lifesciences, LLC	Carpentier-Edwards Perimount Magna Pericardial Bioprosthesis	Mitral & aortic	Bovine	Yes (non-FDA)	
Edwards Lifesciences, LLC	Carpentier-Edwards Perimount Pericardial Bioprosthesis	Aortic & mitral	Bovine	Yes (FDA)	
Edwards Lifesciences, LLC	Carpentier-Edwards Perimount Plus Pericardial Bioprosthesis	Mitral & aortic	Bovine	Yes (FDA)	Stented (non-FDA)
Edwards Lifesciences, LLC	Carpentier-Edwards Perimount RSR Pericardial Bioprosthesis	Aortic	Bovine	Yes (FDA)	
Edwards Lifesciences, LLC	Carpentier-Edwards Perimount Theon	Mitral & aortic	Bovine	Unable to determine	
Edwards Lifesciences, LLC	Carpentier-Edwards Supra-Annular Valve (SAV) Bioprosthesis	Mitral, aortic, & tricuspid	Porcine	Yes (FDA)	
Edwards Lifesciences, LLC	Edwards Prima Plus Stentless Bioprosthesis	Aortic	Porcine	Yes (FDA)	

Company	Valve Name	Valve Position	Valve Type*	FDA Indication?†	Notes‡
Edwards Lifesciences, LLC	Prima Stentless Bioprosthesis (Subcoronary), Model 2500	Aortic	Porcine	Yes (FDA)	No longer marketed (FDA)
Medtronic, Inc	Medtronic Contegra Pulmonary Valved Conduit (Models 200 and 200S)	Pulmonary	Bovine	Yes (FDA)	FDA approved for use as humanitarian use devices under HDEs (FDA).
Medtronic, Inc.	Freestyle Aortic Root Bioprosthesis	Aortic	Porcine	Yes (FDA)	Stentless (non-FDA)
Medtronic, Inc.	Intact	Aortic	Porcine	Unable to determine	
Medtronic, Inc.	Medtronic Hancock I (Standard) Porcine Bioprosthesis	Mitral	Porcine	Yes (FDA)	
Medtronic, Inc.	Medtronic Hancock II Bioprosthetic Heart Valve	Mitral & aortic	Porcine	Yes (FDA)	Stented (non-FDA)
Medtronic, Inc.	Medtronic Hancock Modified Orifice (MO) Porcine Bioprosthesis	Aortic	Porcine	Yes (FDA)	
Medtronic, Inc.	Medtronic Mosaic Porcine Bioprosthesis	Mitral & aortic	Porcine	Yes (FDA)	Stented (non-FDA)
Shelhigh	Biomitral	Mitral	Porcine	Unable to determine	
Shelhigh	Injectable Pulmonic Valve System	Apical approach pulmonic	Bovine	Unable to determine	
Shelhigh	NR2000 Plus SemiStented	Aortic	Porcine	Unable to determine	
Shelhigh	NR2000 Super Stentless	Aortic	Porcine	Unable to determine	
Shelhigh	NR900A	Tricuspid	Porcine	Unable to determine	
Shelhigh	Pulmonic Valve Conduit, No-React Treated, Model NR-4000 Series	Pulmonary	Bovine & porcine	Yes (FDA)	FDA approved for use as humanitarian use devices under HDEs (FDA).
Sorin Biomedica Cardio	Pericarbon Freedom Solo	Aortic	Bovine pericardium	Unable to determine	
Sorin Biomedica Cardio	Pericarbon Freedom Stentless	Aortic	Bovine pericardium	Unable to determine	
Sorin Biomedica Cardio	Pericarbon More	Aortic & mitral	Bovine pericardium	Unable to determine	
Sorin Biomedica Cardio	Soprano	Aortic	Bovine pericardium	Unable to determine	

Company	Valve Name	Valve Position	Valve Type*	FDA Indication?†	Notes‡
St. Jude Medical	St. Jude Medical Biocor Porcine Stentless Bioprosthetic Heart Valve	Aortic	Porcine	Unable to determine	
St. Jude Medical	St. Jude Medical Biocor Valve and Biocor Supra Valve	Mitral & aortic	Porcine	Yes (FDA)	
St. Jude Medical	St. Jude Medical Epic Tissue Valve with Silzone Coating	Mitral & aortic	Porcine	Unable to determine	No longer marketed (non-FDA)
St. Jude Medical	St. Jude Medical Epic Valve and Epic Supra Valve	Aortic	Porcine	Yes (FDA)	Stented (non-FDA)
St. Jude Medical	St. Jude Medical Toronto SPV Valve (Stentless Porcine Aortic), Model SPA-101	Aortic	Porcine	Yes (FDA)	
Unknown	Ionescu-Shiley	Unknown	Bovine	Unable to determine	Stented (non-FDA)
Wessex Medical	Wessex	Unknown	Porcine	Unable to determine	Stented (non-FDA)

ANEXO B

TERMINOLOGÍA DE LOS SUSTITUTOS VALVULARES BIOLOGICOS

(Extraído de "Guidelines for the Management of Patients With Valvular Heart Disease". Bonow et al. ACC/AHA Task Force Report JACC 1998 Vol. 32 (N° 5):1486-1588.)

- Tejido autólogo (o autógeno): Relacionado a la fabricación de una válvula con tejido propio del paciente no valvular, por ejemplo, el pericardio.
- Autoinjerto (autograft): Referido a la traslocación dentro del mismo individuo. El autoinjerto procedente de la pulmonar consiste en un autotransplante de la válvula pulmonar hacia la posición aórtica; la posición pulmonar es reemplazada por un homoinjerto o heteroinjerto de aorta o pulmonar involucrando un doble reemplazo. Este procedimiento es denominado procedimiento de Ross (Donald Ross-1967).
- Homoinjerto (Homograf) o Alloinjerto: Referido al transplante desde un donante de la misma especie, de la válvula aórtica o pulmonar hacia un receptor en la misma posición.Constituídos por válvulas aórticas humanas crio- preservadas extraídas de donantes cadavéricos , donantes de trasplante o bien pacientes con muerte cerebral.El homoinjerto (o injerto) de la válvula se refiere al trasplante
- Válvulas porcinas de Heteroinjerto (Heterograft o Xenograft.) Referido al trasplante de otras especies en forma de válvula intacta (válvula aórtica porcina) o bien de tejido heterólogo (pericardio bovino).Son las llamadas generalmente

bioprótesis. Se permitió acceder a la combinación de material biológico (porcino) asociado a un soporte rígido o flexible.

- Válvulas pericárdicas autólogas. Esta nueva categoría de bioprótesis es una tentativa innovadora al combinar la reproducibilidad y la facilidad de la inserción de una válvula comercial de heteroinjerto (heterograft) con soporte (stented) más las ventajas del tejido autólogo. Es una muestra de válvula pericárdica autóloga corrientemente en uso a modo de kit.
- Válvulas pericárdicas bovinas. Referidas al pericardio bovino como material, las válvulas pericárdicas son adaptadas y suturadas en una configuración valvular sobre un marco de soporte (stent). (ej. Carpentier-Edwards PB)
- Válvulas Stentless (sin soporte o montaje): Categoría de prótesis biológica caracterizada por la falta de soporte permitiendo una ventaja potencial especialmente en la hemodinámica y en la durabilidad con respecto al homoinjerto, pero con un producto comercial disponible.

Excepto las válvulas autólogas o auto injertos, los demás recursos actuales quedan incluídos dentro de la denominación de prótesis valvulares.

ANEXO C

CARACTERISTICAS ESPECIFICAS DE LOS MODELOS SIN SOPORTE UTILIZADOS.

- **CryoLife-O'Brien Model 300**

Esta válvula aórtica porcina sin stent fabricada por CryoLife, Inc. se presenta como un compuesto fabricado a partir del seno coronario de tres raíces aórticas porcinas. El concepto de una válvula de compuesto, con sutura simple de la línea e implantación supra-anular se estableció y ha demostrado ser confiable. Está diseñada para ser implantada por debajo de las arterias coronarias en una posición supra-anular en los senos de Valsalva y por una sola línea de sutura obteniendo en dicha posición mejor flujo aerodinámico y con la factibilidad de implantar un sustituto de mayor tamaño y por ende, mejor área.

Una comparativa diferencia con otras válvulas sin soporte es la ausencia de otro tipo de material adicional artificial. Solamente presenta material sintético en la sutura que fija las valvas entre ellas eliminando el exceso de masa a nivel anular. El proceso de fijación consiste en aplicar una presión zero (<2mmhg) bajo una solución de glutaraldehído al 0,35% para mantener la matrix colágena natural y maximizando un correcto "compliance" de sus valvas. Una extensa resección para remover el remanente ventricular es realizada para obtener la mejor área de salida y luego ser medida y separada por tamaños, testeando la simetría, la máxima coaptación y la sincronía en la apertura. El estadío final es un análisis de calidad qualitativo microscópico permitiendo ver la coaptación, líneas de sutura y área valvular. Su testeo *"In Vitro"* con otras vávulas biológicas con soporte ilustran excelentes gradientes valvulares y áreas efectivas un 20 % mayores que aquellas con soporte.

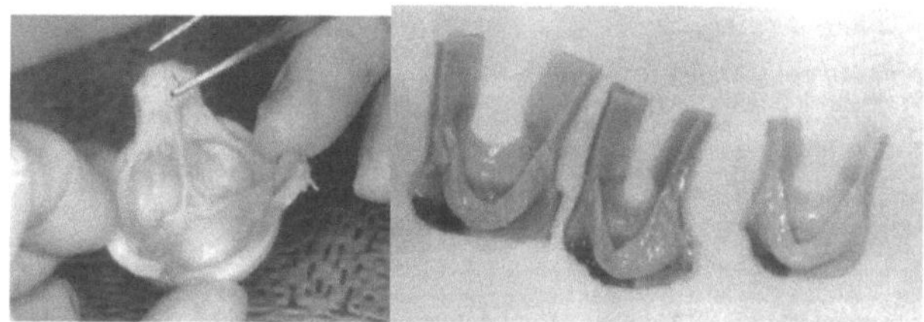

"Stentless bioprothesis". ISIS Médica Media, Oxford. 1995

- **"Freestyle" (Freestyle ® Aortic Root Bioprosthesis)**

Esta válvula sin soporte es derivada de una raíz aórtica porcina con ostias coronarios nativos intactos y conservada en una solución de glutaraldehído al 0,2 %. Presenta un anillo de poliéster hacia la entrada de flujo proporcionándole resistencia en la línea de sutura proximal y facilitando el implante. La flexibilidad del sustituto permite adecuarse a diversas indicaciones de los pacientes. Su gran versatilidad quirúrgica permite acomodarse a las diferentes variantes anatómicas presentando opciones de implante diferentes en base a una configuración completa de raíz, pudiendo ser sustitutas en un reemplazo valvular subcoronariano, como una inclusión de raíz, o bien como un reemplazo de raíz aórtica completo. El concepto de detoxificación (anticalcificación, antidegeneración y antimineralización) es incorporado en los procesos o etapas de tratamiento y almacenamiento de dicho tejido valvular .El uso de ácido alpha amino oleico como agente antimineralizante como tratamiento de tercera generación de tejidos permite reducir la calcificación en las valvas y en su pared (AOA®). Este proceso patentado de varios pasos es llevado a cabo posteriormente a la fijación con glutaraldehído exponiendo el tejido valvular a una solución del compuesto AOA bajo condiciones precisas de tiempo, temperatura y pH. Un proceso de fijación fisiológica a presión "Zero" aplicado a las valvas mientras que el contorno de la raíz aórtica es mantenido aplicando una presión de 40 mmHg (TM Medtronic,Inc) permite mantener una estructura natural retardando el depósito de calcio y manteniendo las uniones o enlaces de colágeno logrando una máxima flexibilidad en las valvas.

Diseñada por Medtronic (Minneapolis, MN) la stentless "Freestyle" (Freestyle ® Aortic Root Bioprosthesis) fue aprobada por la US Food and Drug Administration (FDA) para uso humano en Julio de 1992. A la fecha es una alternativa óptima que permite ofrecer múltiples opciones de implante y con buenos resultados de durabilidad y performance hemodinámico según la literatura actual.

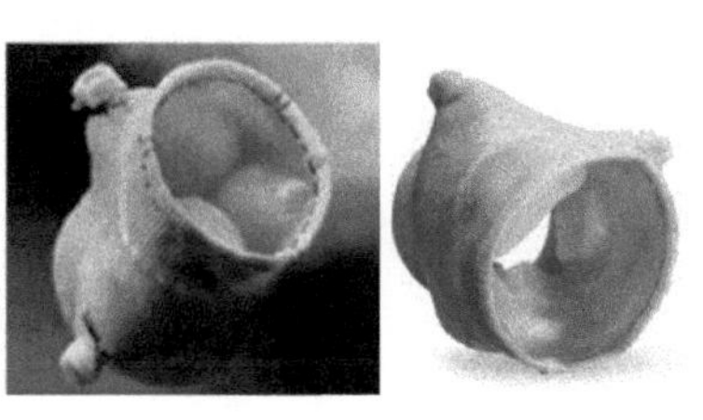

Specifications and Ordering Information

Freestyle Single Obturators Order Code	Freestyle Bioprosthesis Order Code	Size (mm)	A Outside Diameter (± 0.2 mm)	B Profile Height (± 2 mm)	C Inner Cloth Height (± 0.2 mm)
F 799019	FR 99519	19	19.0	30	3.0
F 799021	FR 99521	21	21.0	32	3.0
F 799023	FR 99523	23	23.0	32	3.0
F 799025	FR 99525	25	25.0	34	3.0
F 799027	FR 99527	27	27.0	34	3.0
F 799029	FR 99529	29	29.0	39±0.3	3.0
Freestyle® Obturator Kit: F 7990					

- **Stentless "USL" (Unique Suture Line)**

Esta válvula desarrollada a fines de los 80s en forma conjunta por Biosud S.A. y el Servicio de Cirugía Cardiovascular del Hospital italiano (Buenos Aires, Argentina) es una bioprótesis sin soporte, íntegramente de origen porcino. A las características de las otras válvulas sin soporte se le suma la simplicidad del método de implante, adicionándose a las opciones descriptas por Barrat-Boyes. De esta manera la menor demanda técnica, en especial con respecto a los implantes como freehand o miniroot, se vuelve un argumento más confiable para la colocación de este sustituto.

Fijada en una solución de glutaraldehido 0.65% en una solución buffer fosfato 0.15 Molar a pH 7.4 y a baja presión, es preservada en una solución de glutaraldehido 0.5% en la misma solución buffer fosfato. Si bien no tiene un tratamiento antimineralización, durante el proceso de fabricación es sometida a un proceso de esterilización con una solución compuesta por alcohol etílico, formaldehido y glutaraldehído en buffer fosfato a 37 grados centígrados por 24 horas provocando un efecto de decelurización y extracción de lipídica.

La válvula presenta un paño de poliéster que cubre la parte exterior de la misma, desde el extremo de ingreso de flujo y tomando la altura completa de las comisuras. Como parte de esta cubierta de dacrón, un pequeño anillo del mismo material facilita la colocación de las suturas.Su diseño festoneado y ondulante permite el implante en una sola línea de sutura, sea contínua o a puntos separados siguiendo la técnica de las válvulas con soporte y evitando las largas y dobles líneas de sutura por lo general utilizadas para homoinjertos, freehand, u otros diseños valvulares sin soporte. El bajo stress del tejido valvular, especialmente a nivel comisural debido a la sutura directa del tejido porcino al tejido blando y elástico del anillo aórtico permite a la bioprótesis respetar los movimientos fisiológicos naturales de la válvula durante el ciclo cardíaco

Debido a dicho diseño, la técnica de implante de la "USL" tiene una ventaja especial ante la presencia de anillos pequeños calcificados, donde las técnicas freehand son dificultosas ocacionando en algunas circunstancias oclusiones del los ostias coronarios.

ANEXO D

Fórmulas:

1.- Cálculo de Superficie Corporal: Ecuación Du Bois & Du Bois (Arch Intern Med 1916; 17:863)

x= 0.007184 x peso $(Kg)^{0.425}$ x altura $(cm)^{0.725}$

2.- Cálculo de Areas Efectivas Valvulares (EOA): Las EOAs postoperatorias de seguimiento serán calculadas por la ecuación de continuidad con empleo de las integrales velocidad- tiempo del TSVI y del flujo transprotésico, así como el área del TSVI.

EOAI (en cm^2 / m^2)

Ecuación de continuidad: EOA = aTSVI × VTI TSVI / VTI AO = cm^2/m^2

Área del TSVI: $\pi \times r^2 = cm^2$

3.-Cálculo de Areas Efectivas Indexadas por Superficie Corporal:

EOAI= EOA/ SC = (en cm^2 / m^2)

4.- Cálculo de Masa Ventricular (LVM): Fórmula ASE (convención American Society of Echocardiography's)

LVM= 0.8 (1.04 ([LVIDD + PWTD + IVSTD]3- [LVIDD]3))+ 0,6 g. = (en gramos)

LVM indexada por Superficie Corporal: LVM / BSA = (en gramos / m^2) donde:

LVM: Indice de Masa ventricular (Left Ventricular Mass); LVIDD: Diámetro de fin de diástole del VI (LV internal end - Diastolic diameter (cm); PWTd: Espesor parietal diastólico posterolateral (LV postero-lateral diastolic wall thickness (cm); IVSTD: Espesor diastólico interventricular. (Interventricular Septum thickness (cm).

Siglas, Abreviaturas y acrónimos

HVI: Hipertrofia Ventricular Izquierda

EOA: (Efective Orifice Area).Area del Orificio Efectivo

STJ: (Sinotubular Junction).Unión Sinotubular.

FDA: (Food & Drug Administration).

EA: Estenosis Aórtica.

PPM: Paciente-Prótesis-desajuste o "mismatch" (PPM).

AV: Area valvular

IA: Insuficiencia aórtica

AHA: American Heart Association

FA: Fibrilación Auricular

FV: Función Ventricular

ACC: American College of Cardiology

CRM: Cirugía de Revascularización Miocárdica

VI: Ventrículo izquierdo

TSVI: Tracto de salida del Ventrículo Izquierdo

ASE: American Society of Echocardiography.

GOA: Area del orificio geométrico.

RCT: Randomized Clinical Trials (ensayos clínicos randomizados y controlados (ECR).

(TT): Ecocardiografía transtorácica .

(ETE): Ecocardiografía transesofágica.

VTI: Integral de Velocidad en función del Tiempo

(doppler contínuo (cm/s).

DVI: Index de velocidad doppler.

SDRA: Sme. distress respiratorio.

IRA: Insuficiencia renal aguda.

ARM: Asistencia respiratoria mecánica.

TIA: Accidente Isquémico Transitorio.

BSA: Superficie corporal.

Referencias Bibliográficas

1. Ambler G, Omar RZ, Royston P, et al. Generic, simple risk stratification model for heart valve surgery. Circulation 2005; 112 (2):224-231.

2. Aronow WS, Ahn C, Kronzon I, Nanna M. Prognosis of congestive heart failure in patients aged > 62 years with unoperated severe valvular aortic stenosis. Am J Cardiol 1993; 72: 846–8.

3. Frank S., Johnson A., and Ross J.Jr. Natural history of valvular aortic stenosis. Br Heart J. 1973 January; 35(1): 41–46.

4. Safian RD, Berman AD, Diver DJ, McKay LL, Come PC, Riley MF, Warren SE, Cunningham MJ, Wyman RM, Weinstein JS, Grossman W, McKay RG. Balloon aortic valvuloplasty in 170 consecutive patients. N Engl J Med. 1988; 319: 125-130.

5. Cribier A, Eltchaninoff H, Bash A, et al. Percutaneous transcatheter implantation of an aortic valve prosthesis for calcific aortic stenosis: first human case description. Circulation 2002;106 (24):3006-3008.

6. Rahimtoola, SH. Is severe valve prosthesis-patient mismatch (VP-PM) associated with a higher mortality? European Journal of Cardiothoracic Surgery 30(2006) 1. Editorial.

7. Rahimtoola SH. Choice of prosthetic heart valve for adult patients. J Am Coll Cardiol.2003; 41: 893-904.

8. Pibarot P, Dumesnil J.G., Hemodynamic and Clinical Impact of Prosthesis–Patient Mismatch in the Aortic Valve Position and Its Prevention. Journal of the American College of Cardiology Vol. 36, No. 4, 2000: 1131–41.

9. Knez I, Rienmüller R, Maier R, Rehak P, Schröttner B, Mächler H, Anelli-Monti M, Rigler B. Left ventricular architecture after valve replacement due to critical aortic stenosis: an approach to dis-/qualify the myth of valve prosthesis – patient mismatch? Eur J of Cardiothorac Surg. 19 (2001) 797 – 805.

10. Walther T, Rastan A, Falk V, Lehmann S, Garbade J, Funkat AK, Mohr FW, Gummert JF. Patient prosthesis mismatch affects short- and long-term outcomes after aortic valve replacement. Eur J Cardiothorac Surg. 2006; 30: 15–19.

11. Frapier JM, Rouviere P, Razcka F, Aymard T, Albat B, Chaptal PA.Influence of patient-prosthesis mismatch on long-term results after aortic valve replacement with a stented bioprosthesis. J Heart Valve Dis. 2002; 11:543-51.

12. Penta de Peppo A, Zeitani J, Nardi P, Iaci G, Polisca P, De Paulis R,et al. Small “functional” size after mechanical aortic valve replacement: no risk in young to middle-age patients. Ann Thorac Surg.2005;79: 1915-20.

13. Gottdiener JS, Reda DJ, Massie BM, et al. Effect of single drug therapy on reduction of left ventricular mass in mild to moderate hypertension. Comparison of six antihypertensive agents. The Departament of Veterans Affaire of Cooperative Study Group of Antihypertensive Agents. Circulation 1997; 95: 2007-2013.

14. Schmieder RE, Martus P, Klingbill A. Reversal of left ventricular hypertrophy in essential hypertension. A meta-analysis of randomized double blind studies. JAMA.1996; 275: 1507- 1513.

15. Blais C.; Dumesnil J.G.; Baillot, R.; Simard,S.; Doyle,D.; Pibarot,P. Impact of Valve Prosthesis-Patient Mismatch on Short-Term Mortality After Aortic Valve Replacement. Circulation 2003;108;983-988.

16. Cacciola G., Peters G.W.M., Schreurs P.J.G. A three-dimensional mechanical analysis of a stentless fibre-reinforced aortic valve prosthesis. Journal of Biomechanics 33 (2000) 521-530.

17. Thubrikar MJ, Piegrass WC, Deck JD, Nolan SP. Stresses of natural versus prosthetic aortic valve leaflets in vivo. Ann Thorac Surg 1980; 30:230- 239.

18. Lawrence H. Cohn. "Cardiac Surgery in the Adult". Third Edition . Stephenson L Wi. History of Cardiac Surgery. New York: McGraw-Hill, 2008:3-28.

19. Ross DN. Replacement of aortic and mitral valve with a pulmonary autograft. Lancet 1967; Nov 4;2 (7523):956-8.

20. David TE, Pollick C, Bos J: Aortic valve replacement with stentless porcine aortic bioprosthesis. J Thorac Cardiovasc Surg 1990; 99:113.

21. Vesely I, Boughner D, Song T. Tissue buckling as a mechanism of bioprosthetic valve failure. Ann Thorac Surg 1988;46:302–8.

22. Ishihara T, Ferrans VJ, Boyce SW, et al. Structure and classification of cuspal tears and perforations in porcine bioprosthetic cardiac valves implanted in patients. Am J Cardiol 1981;48: 665–77.

23. Takkenberg JJM, Klieverik LMA, Schoof PH, et al. The Ross procedure: a systematic review and meta-analysis. Circulation 2009; 119:222– 8.

24. Branwald E. "Cardiopatías Valvulares" en Branwald E: Tratado de Cardiología. Ed. Interamericana. México D.F. 1983. Vol II: 1246-1247.

25. Bonow R. et al. ACC/AHA Guidelines for the Management of Patients with Valvular Heart Disease.A report of the American College of Cardiology/American Heart Association Task Force on Practice Guidelines (Committee on Management of Patients with Valvular Heart Disease). JACC 1998 Vol. 32 (N° 5):1486-1588.

26. O´Brien M.; Mc Giffin D.; Stafford G.:Allograft aortic valve implantation: Techniques for all types of aortic valves and root pathology Ann Thorac Surg 1989;48:600-9.

27. Barratt-Boyes BG.; Christie GW. and Raudkivi PJ The stentless bioprosthesis: surgical challenges and implications for long-term durability. Eur J Cardio-thorac Surg (1992) 6 Suppl 11: S39-S43.

28. Kon ND, Westaby S, Amarasena N, et al: Comparison of implantation techniques using Freestyle stentless porcine aortic valve. Ann Thorac Surg 1995; 59:857.

29. Chambers J. "Aortic stenosis". BMJ 2005; 330: 801-802.30-O'Rourke RA: Current problems in Cardiology. Mosby, 1998:436-437.

30. García Rubira JC, López V, Cubero J: Coronary arterial disease in patients with severe isolated aortic stenosis. Int J Cardiol 1992; 35: 121-122.

31. Bonow RO et cols.ACC/AHA Guidelines for the Management of Patients with Valvular Heart Disease. Executive Summary. A report of the American College of Cardiology/American Heart Association Task Force on Practice Guidelines (Committee on Management of Patients with Valvular Heart Disease). Circulation 1998; 98: 1949-1984.

32. Hakki A, Iskandrian A, Bemis C, Kimbiris D, Mintz G, Segal B, Brice C .A simplified valve formula for the calculation of stenotic cardiac valve areas. Circulation (1981). 63 (5): 1050–5.

33. Bonow RO et cols. ACC/AHA PRACTICE GUIDELINES ACC/AHA 2006 Guidelines for the Management of Patients With Valvular Heart Disease JACC Vol. 48, No. 3, 2006 ACC/AHA Practice Guidelines August 1, 2006:e1–148.

34. Lombard JT, Selzer A. Valvular aortic stenosis: a clinical and hemodynamic profile of Patients. Ann Intern Med 1987; 106: 292.

35. Chaliki HP, Mohty D, Avierinos JF, Scott CG, Schaff HV, Tajik AJ, Enriquez-Sarano M. Outcomes after aortic valve replacement patients with severe aortic regurgitation and markedly reduced left ventricular function. Circulation 2002; 106:2687-2693.

36. Singh J, Evans J, Levy D. Prevalence and clinical determinants of mitral, tricuspid, and aortic regurgitation. Am J Cardiol 1999; 83:897-902.

37. Lebowitz NE, Bella JN, Roman MJ. Prevalence and correlates of aortic regurgitation in American Indians: the Strong Heart Study. J Am Coll Cardiol 2000; 36:461-467.

38. Tarasoutchi F, Grinberg M, Parga J, Izaki M, Cardoso LF, Pomerantezeff P, Nuschbacher A, da Luz PL. Symptoms, left ventricular function, and timing of valve replacement surgery in patients with aortic regurgitation. Am Heart J 1999; 138:477- 48.

39. Dujardin KS, Enriquez-Sarano M, Scaf HV, Bailey KR, Seward JB, Tajik AJ.Mortality and morbidity of aortic regurgitation in clinical practice: a long-term follow-up study. Circulation 1999; 99:1851-1857.

40. Bonow RO, Lakatos E, Maron BJ, Epstein SE. Serial long-term assessment of the natural history of asymptomatic patients with chronic aortic regurgitation and normal left ventricular systolic function. Circulation 1991; 84:1625-1635.

41. Rapaport E. Natural history of aortic and mitral valve disease. Am J Cardiol 1975;35: 221–7.

42. Tratado de Cardiología.W. Braunwald. Vol II. Capítulo 33 "cardiopatías valvulares". Ed Interamericana.1990.

43. Birkmeyer NJO, Birkmeyer JD, Tosteson ANA, Grunkemeier GL, Marrin CAS,O'Connor. Prosthetic valve type for patients undergoing aortic valve replacement: a decision analysis. Ann Thorac Surg 2000; 70: 1946 –52.

44. Totaro P, Degno N, Zaidi A, Youhana A, Argano V. Carpentier Perimount Magna bioprosthesis: a stented valve with stentless performance? J Thorac Cardiovasc Surg 2005; 130: 1668 –74.

45. Hammermeister KE, Sethi GK, Henderson WC, Grover FL, Oprian C, Rahimtoola SH. Outcomes 15 years after valve replacement with a mechanical versus bioprosthetic valve: final report of the Veterans Affairs randomized trial. J Am Coll Cardiol 2000;36 :1152– 8.

46. Doty DB, Cafferty A, Cartier P, et al. Aortic valve replacement with Medtronic Freestyle bioprosthesis: five year results. Semin Thorac Cardiovasc Surg 1999;11 Suppl 1:35–41.

47. Van Geldorp MWA, Jamieson WRE, Kappetein AP, et al. Patient outcome after aortic valve replacement with mechanical or biological prosthesis. Weighing lifetime anticoagulant related event risk against reoperation risk. J Thorac Cardiovasc Surg 2009; 137 :881– 6.

48. Eichinger WB, Botzenhardt F, Guenzinger R, Bleiziffer S, Keithahn A, Bauernschmitt R, Lange R. The effective orifice area/patient aortic annulus area ratio: a better way to compare different bioprostheses? A prospective randomized comparison of the Mosaic and Perimount bioprostheses in the aortic position. J Heart Valve Dis. 2004; 13: 382–389.

49. Pibarot P, Dumesnil JG. Hemodynamic and clinical impact of prosthesis-patient mismatch in the aortic position and its prevention. J Am Coll Cardiol 2000; 36:1131– 41.

50. Codd JE, Crabtree TD, Barner HB, Damiano RJ Jr. Prosthesis-patient mismatch after aortic valve replacement: impact of age and body size on late survival. Ann Thorac Surg. 2006; 81: 481– 488.

51. Perez de Arenaza D, Lees B, Flather M, Nugara F, Husebye T, Jasinski M, Cisowski M, Khan M, Henein M, Gaer J, Guvendik L, Bochenek A, Wos S, Lie M, Van Nooten G, Pennell D, Pepper J. Randomized comparison of stentless versus stented valves for aortic stenosis: effects on left ventricular mass. Circulation. 2005;112 :2696 –2702.

52. Kunadian B, Vijayalakshmi K, Thornley AR, de Belder MA, Hunter S, Kendall S,Graham R, Stewart M, Thambyrajah J, Dunning J. Meta-analysis of valve hemodynamics and left ventricular mass regression for stentless versus stented aortic valves. Ann Thorac Surg. 2007; 84:73–78.

53. Bloomfield P, Wheatley DJ, Prescott RJ, Miller HC. Twelve-year comparison of a Bjork-Shiley mechanical heart-valve with porcine bioprosthesis. N Engl J Med 1991;324:573–9.

54. Vahanian A, Baumgartner H, Bax J, Butchart E, Dion R, Filippatos G, Flachskampf F,Hall R, Iung B, Kasprzak J, Nataf P, Tornos P, Torracca L, Wenink A. Guidelines on the management of valvular heart disease: The Task Force on the Management of Valvular Heart Disease of the European Society of Cardiology European Heart Journal 2007.28, 230–268.

55. Puvimanasinghe JPA, Steyerberg EW, Takkenberg JJM, et al. Prognosis after aortic valve replacement with a bioprosthesis. Predictions based on meta-analysis and microsimulation. Circulation 2001;103 :1535– 41.

56. Svensson LG, Blackstone EH, Cosgrove D III. Surgical options in young adults with aortic valve disease. Curr Probl Cardiol 2003;28: 413–80.

57. Rahimtoola Shahbudin H. Choice of Prosthetic Heart Valve in Adults An Update. J Am Coll Cardiol 2010; 55: 2413–26.

58. Hanania G. Management of anticoagulants during pregnancy. Heart 2001;86: 125–6

59. Vitale N, De Feo M, De Santo LS, et al. Dose-dependent fetal complications of warfarin in pregnant women with mechanical heart valves. J Am Coll Cardiol 1999; 33: 1637–41.

60. Butchart EG, Gohlke-Barwolf C, Antunes MJ, Tornos P, De Caterina R,Cormier B,Prendergast B, Iung B, Bjornstad H, Leport C, Hall RJ, Vahanian A, for the Working Groups on Valvular Heart Disease, Thrombosis, and Cardiac Rehabilitation and Exercise Physiology, European Society of Cardiology. Recommendations for the management of patients after heart valve surgery. Eur Heart J. 2005;26: 2463–2471.

61. Ali A, Halstead JC, Cafferty F Are stentless valves superior to modern stented valves? A prospective randomized trial. Circulation 2006;114: I535.

62. Walther T, Falk V, Langebartels G. Prospectively randomized evaluation of stentless versus conventional biological aortic valves: impact on early regression of left ventricular hypertrophy. Circulation 1999;100: II6 –10.

63. Bonow RO, Carabello BA, Kanu C, de Leon AC Jr, Faxon DP, Freed MD, Gaasch WH, Lytle BW, Nishimura RA, O'Gara PT, O'Rourke RA, Otto CM, Shah PM, Shanewise JS, Smith SC Jr, Jacobs AK, Adams CD, Anderson JL, Antman EM, Faxon DP, Fuster V, Halperin JL, Hiratzka LF, Hunt SA, Lytle BW, Nishimura R, Page RL, Riegel B. ACC/AHA 2006 guidelines for the management of patients with valvular heart disease: a report of the American College of Cardiology/American Heart Association Task Force on Practice Guidelines. Circulation. 2006;114: e84–e231.

64. Lund O, Bland M. Risk-corrected impact of mechanical versus bioprosthetic valves on long-term mortality after aortic valve replacement. J Thorac Cardiovasc Surg. 2006;132: 20 –26.

65. Chan V, Jamieson WRE, Germann E, Chan F, Miyagishima RT, Burr LH, Janusz MT, Ling H, Fradet GJ. Performance of bioprostheses and mechanical prostheses assessed by composite of valve-related complications to 15 years after aortic valve replacement.J Thorac Cardiovasc Surg. 2006;131: 1267–1273.

66. Reida El Oakley; Kleine P, Bach DS. Choice of Prosthetic Heart Valve in Today's Practice .Circulation. 2008;117:253-256.

67. Chambers JB, Oo L, Narracott A, Lawford PM, BlauthCI. Nominal size in six bileaflet mechanical aortic valves: a comparison of orifice size and biologic equivalence. JThorac Cardiovasc Surg 2003;125:1388-93.

68. Rao V, Jamieson WRE, Ivanov J, et al. Prosthesis-patient mismatch affects survival following aortic valve replacement. Circulation. 2000;102: III5–III9.

69. Zoghbi WA et al. Recommendations for Evaluation of Prosthetic Valves With Echocardiography and Doppler Ultrasound A Report From the American Society of Echocardiography's Guidelines and Standards. Journal of the American Society of Echocardiography. 2009, 22(9):975-1014.

70. Baumgartner H, Schima H, Tulzer G, Kuhn P. Effect of stenosis geometry on the Doppler-catheter gradient relation in vitro: a manifestation of pressure recovery. J Am Coll Cardiol.1993;21:1018-25.

71. Bech-Hanssen O, Wallentin I, Larsson S, Caidahl K. Reference Doppler echocardiographic values for St. Jude Medical, Omnicarbon and Biocor prosthetic valves in the aortic position. J Am Soc Echocardiogr. 1998;11:466-77.

72. Chafizadeh ER, Zoghbi WA. Doppler echocardiographic assessment of the St. JudeMedical prosthetic valve in the aortic position using the continuity equation. Circulation 1991;83:213-23.

73. Burstow DJ, Nishimura RA, Bailey KR, et al. Continuous wave Doppler echocardiographic measurement of prosthetic valve gradients. A simultaneous Doppler-catheter correlative study. Circulation 1989; 80: 504-14.

74. Lang RM et cols. Recommendations for Chamber Quantification: A Report from the American Society of Echocardiography's Guidelines and Standards Committee and the Chamber Quantification Writing Group, Developed in Conjunction with the European Association of Echocardiography, a Branch of the European Society of Cardiology. J Am Soc Echocardiogr 2005;18:1440-1463.

75. Alam M, Goldstein S, Lakier JB. Echocardiographic changes in the thickness of porcine valves with time. Chest 1981;79: 663-8.

76. Practice guidelines for perioperative transesophageal echocardiography. A report by the American Society of Anesthesiologists and the Society of Cardiovascular Anesthesiologists Task Force on Transesophageal Echocardiography. Anesthesiology 1996; 84: 986-1006.

77. Zoghbi WA. Echocardiographic recognition of unusual complications after surgery on the great vessels and cardiac valves. In: Otto CM, editor. The practice of clinical echocardiography. New York: Elsevier; 2007: 605-26.

78. Barbetseas J, Nagueh SF, Pitsavos C, Toutouzas PK, Quinones MA,Zoghbi WA. Differentiating thrombus from pannus formation in obstructed mechanical prosthetic valves: an evaluation of clinical, transthoracic and transesophageal echocardiographic parameters. J Am Coll Cardiol 1998;32:1410-7

79. Tong AT, Roudaut R, Ozkan M, et al. Transesophageal echocardiography improves risk assessment of thrombolysis of prosthetic valve thrombosis: results of the international PRO-TEE registry. JAmColl Cardiol 2004;43:77-84.

80. Vilariño J.O. "Vena contracta". Revista Argentina de Cardiología. Mayo- Junio 1997, Vol. 65 (3):261-264.

81. Baumgartner H, Khan SS, DeRobertis M, Czer Lsand, Maurer G. Doppler assessment of prosthetic valve orifice area. An in vitro study.Circulation.1992; 85: 2275-83.

82. Chambers J, Fraser A, Lawford P, Nihoyannopoulos P, Simpson I. Echocardiographic assessment of artificial heart valves: British Society of Echocardiography position paper. Br Heart J. 1994;71: 6-14.

83. Dumesnil JG, Pibarot P. Prosthesis size and prosthesispatientsize are unrelated to prosthesis-patient mismatch. J Thorac Cardiovasc Surg. 2004 127:1852-1854

84. Muneretto C, Bisleri G, Negri A, Manfredi J. The concept of patient-prosthesis mismatch. J Heart Valve Dis 2004; 13(Suppl 1): 559-62.

85. Chambers J, Coppack F, Deverall P, Jackson G, Sowton E. The continuity equation tested in a bileaflet aortic prosthesis. Int J Cardiol 1991;31:149 –54.

86. Chambers J, Cross J, Deverall P, Sowton E. Echocardiographic description of the CarboMedics bileaflet prosthetic heart valve. J Am Coll Cardiol 1993;21: 398–405.

87. Chenot F et cols. Evaluation of Anatomic Valve Opening and Leafl et Morphology in Aortic Valve Bioprosthesis by Using Multidetector CT: Comparison with Transthoracic Echocardiography. Radiology 2010. Vol. 255:377-85.

88. Pouleur AC, le Polain de Waroux JB , Pasquet A , Vancraeynest D, Vanoverschelde JL, Gerber BL . Planimetric and continuity equation assessment of aortic valve area: head to head comparison between cardiac magnetic resonance and echocardiography. J Magn Reson Imaging 2007; 26: 1436 – 1443.

89. Gorlin R, Gorlin SG. Hydraulic formula for calculation ofthe area ofthe stenotic mitral valve, other cardiac valves, and central circulatory shunts. Am Heart J 1951; 41:1-29.

90. Rahimtoola SH. The problem of valve prosthesispatient mismatch. Circulation 1978;58: 20-24.

91. Dumesnil JG, Honos GN, Lemieux M, Beauchemin J. Validation and applications of indexed aortic prosthetic valve areas calculated by Doppler echocardiography J Am Coll Cardiol, 1990; 16:637-643.

92. Rahimtoola SH. Valve prosthesis-patient mismatch: An update. J Heart Valve Dis 1998;7: 207-21.

93. Pibarot P, Dumesnil JG, Jobin J, Lemieux M, Honos G, Durand LG. Usefulness of the indexed effective orifice area at rest in predicting an increase in gradient during maximum exercise in patients with a bioprosthesis in the aortic valve position. Am J Cardiol 1999;83: 542– 6.

94. Pibarot P, Dumesnil JG, Cartier PC, et al. Patient-prosthesis mismatch can be predicted at the time of operation. Ann Thorac Surg. 2001;71: S265-S268.

95. Pibarot P, Dumesnil JG. Prosthesis-patient mismatch: definition, clinical impact, and prevention. Heart 2006; 92:1022-9.

96. Garcia D, Kadem L. What Do You Mean by Aortic Valve Area: Geometric orifice area, effective orifice area, or gorlin area? The Journal of Heart Valve Disease 2006;15: 601- 608.

97. Garcia D, Pibarot P, Landry C, et al. Estimation of aortic valve effective orifice area by Doppler echocardiography: Effects of valve inflow shape and flow rate. J Am Soc Echocardiogr 2004;17:756-765.

98. Gilon D, Cape EG, Handschumacher MD, et al. Effect of three-dimensional valve shape on the hemodynamics of aortic stenosis: Three-dimensional echocardiographic stereolithography and patient studies. J Am Coll Cardiol 2002;40:1479-1486.

99. Garcia D, Dumesnil JG, Durand LG, Kadem L, Pibarot P. Discrepancies between catheter and Doppler estimates of valve effective orifice area can be predicted from the pressure recovery phenomenon: Practical implications with regard to quantification of aortic stenosis severity. J Am Coll Cardiol 2003;41: 435-442.

100. Danielsen R, Nordrehaug JE, Vik-Mo H. Factors affecting Doppler echocardiographic valve area assessment in aortic stenosis. Am J Cardiol1989;63:1107-1111.

101. Chambers JB, Sprigings DC, Cochrane T, et al. Continuity equation and Gorlin formula compared with directly observed orifice area in native and prosthetic aortic valves. Br Heart J 1992;67: 193-199 .

102. Levine RA, Schwammenthal E. Stenosis is in the eye of the observer: Impact of pressure recovery on assessing aortic valve area. J Am Coll Cardiol 2003; 41: 443- 445.

103. Moon MR, Pasque MK, Munfakh NA, et al. Prosthesispatient mismatch after aortic valve replacement: impact of age and body size on late survival. Ann Thorac Surg 2006;81: 481–9.

104. Blackstone EH, Cosgrove DM, Jamieson WRE, Birkmeyer NJ, Lemmer JH Jr.,Miller DC, et al. Prosthesis size and long-term survival after aortic valve replacement. JThorac Cardiovasc Surg. 2003;126: 783-93.

105. David A. Cotoni, DO, Palac RT, Dacey LJ, O'Rourke, DJ. Defining Patient-Prosthesis Mismatch and Its Effect on Survival in Patients With Impaired Ejection Fraction. Ann Thorac Surg 2011;91: 692-9.

106. Medalion B, Blackstone EH, Lytle BW, White J, Arnold JH, Cosgrove DM. Aortic valve replacement: is valve size important? J Thorac Cardiovasc Surg. 2000;119: 963- 74.

107. Dumesnil JG, LeBlanc MH, Cartier P, et al. Hemodynamic features of the freestyle aortic bioprosthesis compared with stented bioprosthesis.Ann Thorac Surg 1998; 66 Suppl S:S-130 –3.

108. Castro LJ, Arcidi JMJ, Fisher AL, et al. Routine enlargement of the small aortic root: a preventive strategy to minimize mismatch. Ann Thorac Surg.2002; 74: 31–36.

109. Khan SS. Assessment of prosthetic valve hemodynamics by Doppler: lessons from in vitro studies of the St. Jude valve. J Heart Valve Dis. 1993; 2: 183-93.

110. Baumgartner H, Khan S, DeRobertis M, Czer L, Maurer G. Discrepancies between Doppler and catheter gradients in aortic prosthetic valves in vitro: a manifestation of localized gradients and pressure recovery. Circulation. 1990; 82: 1467-75.

111. Vakili BA, Okin PM, Devereux RB: Prognostic implications of left ventricular hypertrophy. Am Heart J 2001, 141:334-341.

112. Casale PN, Devereux RB, Milner M, Zulio G, Harshfield GA, Pic- kering TG, Laragh JH.Value of echocardiographic measurement of left ventricular mass in predicting cardiovascular morbid events in hypertensive men. Arch Intern Med 1986; 105:173-178.

113. Schillaci G, Verdecchia P, Porcellati C, Cuccurullo O, Cosco C, Perticone F. Continuous relation between left ventricular mass and cardiovascular risk in essential hypertension. Hypertension 2000; 35:580-586.

114. Jin XY, Zhang ZM, Gibson DG et al. Effects of valve substitute on changes in left ventricular function and hypertrophy after aortic valve replacement. Ann Thorac Surg 1996;62:683–690.

115. De Paulis R, Sommariva L, Colagrande L et al. Regression of left ventricular hypertrophy after aortic valve replacement for aortic stenosis with different valve substitutes. J Thorac Cardiovasc Surg 1998; 116:590-8.

116. Gaudino M, Alessandrini F, Glieca F, Luciani N, Cellini C, Pragliola C, Morelli M, Canosa C,Nasso G, Possati G. Survival after aortic valve replacement for aortic stenosis: does left ventricular mass regression have a clinical correlate? European Heart Journal (2005) 26, 51–57.

117. Lund O, Emmertsen K, Dorup I et al. Regression of left ventricular hypertrophy during 10 years after valve replacement for aortic stenosis is related to the preoperative risk profile. Eur Heart J 2003;24:1437–1446.

118. Monrad ES, Hess OM, Murakami T, Nonogi H, Corin WJ, Krayenbuehl HP. course of regression of left ventricular hypertrophy after aortic valve replacemen.Circulation 1988; 77:1345-55.

119. Piskorz D, Citta L, Citta N, Lanzotti M, Lanzotti R, Locatelli H, Tommasi A.Obesidad central y regresión de hipertrofia ventricular izquierda. (Rev Insuf Cardíaca 2007; vol II; 4: 159-162.

120. Liao Y, Cooper RS, Durazo-Arvizu R, Mensah GA, Ghali JK: Prediction of mortality risk by different methods of indexation for left ventricular mass. J Am Coll Cardiol 1997, 29:641-647.

121. Foppa M, Duncan BB, Rohde LEP.Echocardiography-based left ventricular mass estimation. How should we define hypertrophy? Cardiovascular Ultrasound 2005, 3:17.

122. Schiller NB, Shah PM, Crawford M, DeMaria A, Devereux R, Feigenbaum H, Gutgesell H, Reichek N, Sahn D, Schnittger I: Recommendations for quantitation of the left ventricle by twodimensional echocardiography. American Society of Echocardiography Committee on Standards, Subcommittee on Quantitation of Two-Dimensional Echocardiograms. J Am Soc Echocardiogr 1989, 2:358-367.

123. Troy BL, Pombo J, Rackley CE: Measurement of left ventricular wall thickness and mass by echocardiography. Circulation 1972, 45: 602-611.

124. Devereux RB, Reichek N: Echocardiographic determination of left ventricular mass in man. Anatomic validation of the method. Circulation 1977, 55:613-618.

125. Sahn DJ, DeMaria A, Kisslo J, Weyman A: The committee on M mode Standardization of the American Society of Echocardiography: recommendations regarding quantitation in Mmode echocardiography: results of a survey of echocardiographic methods. Circulation 1978, 58:1072-1083.

126. Devereux RB, Alonso DR, Lutas EM, Gottlieb GJ, Campo E, Sachs I, Reichek N: Echocardiographic assessment of left ventricular hypertrophy: comparison to necropsy findings. Am J Cardiol 1986, 57:450-458.

127. Levy D, Savage DD, Garrison RJ, Anderson KM, Kannel WB, Castelli WP: Echocardiographic criteria for left ventricular hypertrophy: the Framingham Heart Study. Am J Cardiol 1987,59: 956-960.

128. Dumesnil JG, and P.Pibarot P. Prosthesis–patient mismatch and clinical outcomes:The evidence continues to accumulate. Journal of Thoracic and Cardiovascular Surgery. 2006 Vol. 131, Number 5: 953.

129. Omran H, Schmidt H, Hackenbroch M, et al. Silent and apparent cerebral embolism after retrograde catheterisation of the aortic valve in valvular stenosis: A prospective, randomised study. Lancet 2003; 361: 1241-1246.

130. Thomson FJ, Barratt-Boyes BG The glutaraldehydetreated heterograft valve. Some engineering observations. J Thorac Cardiovasc Surg 1977. 74:317-321.

131. Vesely I: Effects of "zero- pressure" fixation. Analysis of the Medtronic Intact bioprosthetic valve. J Thorac Cardiovasc Surg 1991; 101:90.

132. Schoen FJ, Levy RJ: Calcification of tissue heart valve substitutes: Progress toward understanding and prevention. Ann Thorac Surg 2005; 79:1072.

133. Gleason TG, David TE, Coselli JS, Hammon JW, Bavaria JE. St. Jude Medical Toronto Biologic Aortic Root Prosthesis: Early FDA Phase II IDE Study Results. Ann Thorac Surg 2004;78: 786 –93.

134. Chen W, Schoen FJ, Levy RJ. Mechanism of efficacy of AOA for inhibition of calcification of glutaraldehydepretreated porcine bioprosthetic heart valves.Circulation. 1994; 90: 323-329.

135. Gott JP, Girardot JM, Girardot NM, et al. Refinement of the alpha aminooleic acid bioprosthetic valve anticalcification technique. Ann Thorac Surg. 1997;64: 50-58.

136. Jones M, Eidbo E, Hilbert S, Ferrans V, Clark R. Anticalcification treatments of bioprosthetic heart valves: In vivo studies in sheep. **J Card Surg** 1989; 4:69-73.

137. Levy RJ, Vyavahare N, Ogle M, Ashworth P, Bianco R,Schoen FJ. Inhibition of cusp and aortic wall calcification in ethanol- and aluminum-treated bioprosthetic heart valves in sheep: background, mechanisms, and synergism. J HeartValve Dis 2003;12: 209 –16.

138. Abolhoda A, Yu S, Oyarzun JR, et al: No-React detoxification process: a superior anticalcification method for bioprostheses. Ann Thorac Surg 1996; 62:1724.

139. Herijgers P, Ozaki S, Verbeken E, et al: The No-React anticalcification treatment: a comparison of Biocor No-React II and Toronto SPV stentless bioprostheses implanted in sheep. Semin Thorac Cardiovasc Surg 1999;11(Suppl 1):171.

140. Akins CW, Miller C, Turina MI, Kouchoukos NT, Blackstone EH, Grunkemeier GL,Takkenberg JJM, David TE, Butchart EG, Adams DH, Shahian DM, Hagl S, Mayer JE, Lytle BW. Guidelines for reporting mortality and morbidity after cardiac valve interventionsThorac Cardiovasc Surg 2008;135: 732-8.

141. Levy D, Garrison RJ, Savage DD, et al. Prognostic implications of echocardiographically determined left ventricular mass in the Framingham Heart Study. N Engl J Med 1990; 322:1561– 6.

142. He GW, Grunkemeier GL, Gately HL, Furnary AP, Starr A. Up to thirty year survival after aortic valve replacement in the small aortic root. Ann Thorac Surg 1995;59: 1056–1062.

143. Cheng, D, Pepper J, Martin J, Stanbridge R, Ferdinand FD, c Jamieson E, Stelzer P, Berg G, Sani G. Stentless Versus Stented Bioprosthetic Aortic Valves. A Systematic Review and Meta-Analysis of Controlled Trials. Innovations 2009;4: 61–73.

144. Cohen G, Christakis GT, Joyner CD, Morgan CD, Tamariz M, Hanayama N, Mallidi H, Szalai JP, Katic M, Rao V,Fremes S,Goldman BS. Are Stentless Valves Hemodynamically Superior to Stented Valves? A Prospective Randomized Trial .Ann Thorac Surg 2002;73: 767–78.

145. Dunning J, Graham RJ, Thambyrajah J, et al. Stentless vs stented aortic valve bioprostheses: a prospective randomized controlled trial. Eur Heart J. 2007;28:2369–2374

146. Chambers J, Rimington H, Hodson F, Rajani R, Blauth CI. The subcoronary Toronto stentless versus supra-annular Perimount stented replacement aortic

valve: early clinical and hemodynamic results of a randomized comparison in 160 patients. J Thorac Cardiovasc Surg 2006;131:878–82

147. Westaby S, Horton M, Yu Jin X, Katsumata T, Ahmed O, Saito S, Li H, Grunkemeier, GL.Survival Advantage of Stentless Aortic Bioprostheses .Ann Thorac Surg 2000;70:785–91.

148. Pepper J, Cheng D, Stanbridge R, Ferdinand, FD, Jamieson E, Stelzer P, Berg G, Sani G, Martin J. Stentless Versus Stented Bioprosthetic Aortic Valves. A Consensus Statement of the International Society of Minimally Invasive Cardiothoracic Surgery (ISMICS) 2008. Innovations 2009;4:49–60

149. Ali A, Halstead JC, Cafferty F, Sharples L, Rose F, Lee E, Rusk R, Dunning J, Argano V, Tsui S.Early Clinical and Hemodynamic Outcomes After Stented and Stentless Aortic Valve Replacement: Results From a Randomized Controlled Trial. Ann Thorac Surg 2007;83: 2162– 8.

150. Silberman S, Shaheen J, Merin O, et al. Exercise hemodynamics of aortic prostheses: comparison between stentless bioprostheses and mechanical valves. Ann Thorac Surg 2001;72:1217–21.

151. Morsy S, Zahran M, Usama M, Elkhashab K, Abdel-Aziz I.Hemodynamic performance of stentless porcine bioprosthesis and mechanical bileaflet prosthesis using dobutamine stress echocardiography. Semin Thorac Cardiovasc Surg 2001;13:129 –35.

152. Fries R, Wendler O, Schieffer H, Schäfers HJ. Comparative rest and exercise hemodynamics of 23-mm stentles versus 23-mm stented aortic bioprostheses. Ann Thorac Surg 2000; 69:817–22.

153. Bakhtiary F, Schiemann M, Dzemali O, et al. Stentless bioprostheses improve postoperative coronary flow more than stented prostheses after valve replacement for aortic stenosis. J Thorac Cardiovasc Surg 2006; 131: 883–8

154. Jasinski MJ, Ulbrych P, Kolowca M, Szafranek A, Baron J, Wos S. Early regional assessment of LV mass regression and function after stentless valve replacement: comparative randomized study. Heart Surg Forum 2004; 7: E462–E465

155. Jasinski MJ, Hayton J, Kadziola Z, Wos S, Sosnowski AW. Hemodynamic performance after stented vs stentless aortic valve replacement. J Cardiovasc Surg (Torino) 2002;43:313–7

156. Jin XY, Zhang ZM, Gibson DG, Yacoub MH, Pepper JR. Effects of valve substitute on changes in left ventricular function and hypertrophy after aortic valve replacement. Ann Thorac Surg 1996;62:683–90.

157. Dumesnil JG, Yoganathan AP. Valve prosthesis haemodynamics and the problem of high transprosthetic gradients. Eur J Cardiothorac Surg 1992;6 (Suppl 1):34– 8.

158. Rahimtoola Shahbudin H. Is severe valve prosthesis-patient mismatch (VP-PM) associated with a higher mortality? Editorial European Journal of Cardio-thoracic Surgery 30 (2006) 1.

159. Yun KL, Jamieson WR, Khonsari S, Burr LH, Munro AI, Sintek CF. Prosthesis-patient mismatch: hemodynamic comparison of stented and stentless aortic valves. Semin Thorac Cardiovasc Surg 1999;11:98 –102.

160. Howell NJ, Keogh BE, Barnet V, Bonser RS, Graham TR, Rooney SJ, Wilson IC, Pagano D. Patient prosthesis mismatch does not affect survival following aortic valve replacement. Eur J Cardiothorac Surg 2006;30: 10-4.

161. Mohty-Echahidi D, Malouf JF, Girard SE, Schaff HV, Grill DE, Enriquez-Sarano MD, Miller F. Impact of prosthesis-patient mismatch on long-term survival in patients with small St. Jude Medical Mechanical Prostheses in the aortic position. Circulation 2006;113: 420—6.

162. Lindroos M, Kupari M, Heikkila J, Tilvis R. Echocardiographic evidence of left ventricular hypertrophy in a general aged population. Am J Cardiol 1994;74:385–390.

163. Doss M, Martens S, Wood JP, Aybek T, Kleine P, Wimmer Greinecker G, Moritz A. Performance of stentless versus stented aortic valve bioprostheses in the elderly patient: a prospective randomized trial.European Journal of Cardio-thoracic Surgery 23 (2003) 299–304.

164. Bove´ T, Belleghem YV, Francois K, Caes F,Van Overbeke H, Van Nooten G. Stentless and stented aortic valve replacement in elderly patients: factors affecting midterm clinical and hemodynamical outcome European Journal of Cardio-thoracic Surgery 2006. 30:706—715.

165. Risteski PS, Martens S, Rouhollahpour A, Wimmer-Greinecker G, Moritz A, Doss M. Prospective randomized evaluation of stentless vs. stented aortic biologic prosthetic valves in the elderly at five years .Interactive CardioVascular and Thoracic Surgery 8 (2009) 449–453.

166. Hvass U, Palatianos G, Frassani R, Puricelli C, O'Brien M. Multicenter study of stentless valve replacement in the small aortic root.J Thorac Cardiovasc Surg 1999; 117: 267-272.

167. Kunihara T, Schmidt K, Glombitza P, Dzindzibadze V, Lausberg H, Schäfers H.Root Replacement Using Stentless Valves in the Small Aortic Root: A Propensity Score Analysis. Ann Thorac Surg 2006; 82: 1379–84.

168. Collinson J, Henein M, Flather M, Pepper JR, Gibson DG. Valve Replacement for Aortic Stenosis in Patients With Poor Left Ventricular Function .Comparison of Early Changes With Stented and Stentless Valves. Circulation. 1999;100 (suppl II):II-1–II-5.

169. Villa E,Troise G, Cirillo M, Brunelli F, Dalla Tomba M, Mhagna Z, Tasca G, Quaini E.Factors affecting left ventricular remodeling after valve replacement for aortic stenosis. An overview Cardiovascular Ultrasound 2006, 4:25.

170. Kühl HP, Franke A, Puschmann D, Schönudbe FA, Hoffmann R, Hanrath P: Regression of left ventricular mass one year after aortic valve replacement for pure severe aortic stenosis. Am J Cardiol 2002, 89:408-413.

171. Bevilacqua S, Gianetti J, Ripoli A, Paradossi U, Cerillo AG, Glauber M, Sacha Matteucci ML, Senni M, Gamba A, Quaini E, Ferrazzi P. Aortic Valve Disease With Severe Ventricular Dysfunction: Stentless Valve for Better Recovery. Ann Thorac Surg 2002;74:2016 –21.

172. Banbury MK, Cosgrove DM III, Thomas JD, et al. Hemodynamic stability during 17 years of the Carpentier-Edwards aortic pericardial bioprosthesis. Ann Thorac Surg 2002; 73: 1460 –5.

173. Jamieson WR, Rosado LJ, Munro AI, et al. Carpentier-Edwards standard porcine bioprosthesis: primary tissue failure (structural valve deterioration) by age groups. Ann Thorac Surg 1988;46: 155–62.

174. Yun KL, Miller DC, Moore KL, et al. Durability of the Hancock MO bioprosthesis compared with the standard aortic valve bioprosthesis. Ann Thorac Surg 1995;60: 5221–28.

175. Bach DS, Goldman B, Verrier E, et al. Eight-year hemodynamic follow-up after aortic valve replacement with the Toronto SPV stentless aortic valve. Semin Thorac Cardiovasc Surg 2001;13: 173–9.

176. Dellgren G, Feindel C, Bos J, Ivanov J, David T. Aortic valve replacement with the Toronto SPV: long-term clinical and hemodynamic results. European Journal of Cardio-thoracic Surgery 21 (2002) 698–702.

177. O'Brien MF, Gardner MAH, Garlick B, Jalali H, Gordon JA, Whitehouse SL, Strugnell WE, Slaughter R. O'Brien CryoLife- Stentless Valve: 10-Year Results of 402 Implants. Ann Thorac Surg 2005;79: 757–66

178. Vrandecic M, Fantini FA, Filho BG, et al. Retrospective clinical analysis of stented vs stentless porcine aortic bioprosthesies. Eur J Cardio Thorac Surg. 2000;18:46–53.

179. El–Hamamsy I, Zaki M, Stevens LM, et al. Rate of progression and functional significance of aortic root calcification after homograft versus Freestyle aortic root replacement. Circulation. 2009; 120(Suppl 1):S269–S275.

180. Society of Thoracic Surgeons National Cardiac Surgery Database. Available at:http://www.sts.org/documents/pdf/STS-Executive SummaryFall2005.pdf. November 2005.

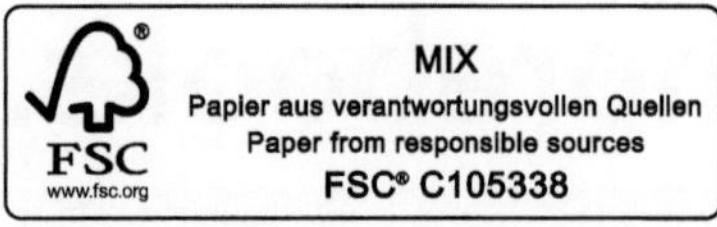

Printed by Books on Demand GmbH, Norderstedt / Germany